全国精神卫生综合管理试点

典型实践

国家卫生健康委员会疾病预防控制局　组织编写

U0212255

人民卫生出版社
·北京·

图书在版编目（CIP）数据

全国精神卫生综合管理试点典型实践 / 国家卫生健康委员会疾病预防控制局组织编写 . —北京：人民卫生出版社，2020.11

ISBN 978-7-117-30583-9

I.①全…　II.①国…　III.①精神卫生 —卫生管理 —研究 —中国　IV.①R749

中国版本图书馆 CIP 数据核字（2020）第 196698 号

| 人卫智网 | www.ipmph.com | 医学教育、学术、考试、健康，购书智慧智能综合服务平台 |
| 人卫官网 | www.pmph.com | 人卫官方资讯发布平台 |

全国精神卫生综合管理试点典型实践
Quanguo Jingshenweisheng Zongheguanlishidian
Dianxingshijian

组织编写：国家卫生健康委员会疾病预防控制局
出版发行：人民卫生出版社（中继线 010-59780011）
地　　址：北京市朝阳区潘家园南里 19 号
邮　　编：100021
E - mail：pmph @ pmph.com
购书热线：010-59787592　010-59787584　010-65264830
印　　刷：北京铭成印刷有限公司
经　　销：新华书店
开　　本：710 × 1000　1/16　**印张**：16
字　　数：193 千字
版　　次：2020 年 11 月第 1 版
印　　次：2021 年 1 月第 1 次印刷
标准书号：ISBN 978-7-117-30583-9
定　　价：75.00 元

打击盗版举报电话：**010-59787491**　E-mail：**WQ @ pmph.com**
质量问题联系电话：**010-59787234**　E-mail：**zhiliang @ pmph.com**

《全国精神卫生综合管理试点典型实践》
编写委员会

主　编：常继乐

副主编：雷正龙　王　斌　夏　刚　王向群

编　委：(按照姓氏笔画排序)

于　欣　万　红　马　宁　马　弘　王　勋

王　斌　王文强　王玉璐　王立英　王向群

邓明国　许秀峰　李凌江　李静湖　杨甫德

吴文源　吴霞民　何燕玲　况伟宏　张五芳

张树彬　张毓辉　张聪沛　陈明强　陈晋东

陈润滋　林勇强　易乐来　赵苗苗　姜庆五

姚贵忠　夏　刚　高璐璐　郭　岩　梅　扬

常继乐　符　君　梁　斌　谢　斌　雷正龙

管丽丽

供稿单位

北京市朝阳区精神卫生综合管理工作领导小组办公室

北京市海淀区精神卫生综合管理工作领导小组办公室

天津市东丽区精神卫生工作领导小组办公室

石家庄市精神卫生综合管理试点工作领导小组办公室

运城市精神卫生综合管理试点工作领导小组办公室

呼伦贝尔市精神卫生综合管理试点工作领导小组办公室

沈阳市精神卫生综合管理试点工作小组办公室

牡丹江市精神卫生综合管理领导小组办公室

长春市精神卫生综合管理试点工作领导小组办公室

上海市徐汇区精神卫生综合管理试点工作办公室

上海市长宁区精神卫生综合管理试点工作办公室

上海市虹口区创建全国精神卫生综合管理试点办公室

上海市杨浦区创建全国精神卫生综合管理试点工作办公室

上海市嘉定区开展全国精神卫生综合管理试点工作领导小组办公室

上海市松江区精神卫生工作联席会议办公室

（暨松江区精神卫生综合管理试点工作领导小组办公室）

苏州市精神卫生综合管理试点工作领导小组办公室

杭州市精神卫生工作协调小组办公室

宁波市精神卫生综合管理试点工作领导小组办公室

芜湖市精神卫生综合管理试点工作领导小组办公室

厦门市精神卫生综合管理办公室

九江市精神卫生综合管理试点办公室

枣庄市精神卫生综合管理试点工作领导小组办公室

濮阳市精神卫生领导小组办公室

武汉市精神卫生综合管理试点工作领导小组办公室

常德市精神卫生综合管理试点办公室

深圳市精神卫生工作联席会议办公室

北海市精神卫生综合管理试点工作领导小组办公室

琼海市精神卫生综合管理试点工作领导小组办公室

重庆市渝中区精神卫生综合管理试点工作领导小组办公室

重庆市沙坪坝区精神卫生综合管理试点工作领导小组办公室

绵阳市国家精神卫生综合管理试点领导小组办公室

六盘水市创建国家精神卫生综合管理示范区领导小组办公室

玉溪市精神卫生综合管理试点领导小组办公室

保山市精神卫生综合管理试点工作领导小组办公室

西安市精神卫生综合管理试点工作领导小组办公室

天水市精神卫生工作领导小组办公室

海东市精神卫生综合管理领导小组办公室

银川市精神卫生综合管理试点工作领导小组办公室

乌鲁木齐市精神卫生综合管理工作领导小组办公室

八师石河子市精神卫生综合管理领导小组办公室

前 言

　　精神卫生工作关系改革、发展、稳定大局,与经济社会发展紧密相连,与人民群众健康福祉息息相关。做好精神卫生工作,不仅有利于维护和增进公众心身健康,还有助于促进社会和谐,有效保障人民群众的生命健康,维护社会的平安稳定。2015 年 6 月,国家卫生计生委、中央综治办、公安部、民政部、人力资源社会保障部、中国残联联合启动全国精神卫生综合管理试点(以下简称"试点")。

　　试点过程中,国家有关部门密切联动、狠抓落实,推动和扩大试点工作,组织专家深度参与、高频指导,不断提高防治水平和人民群众认知水平。40 个试点地区围绕综合管理服务措施开拓创新,针对重点问题攻坚克难,形成了一系列可复制、可推广的经验。一是加强党委政府领导是关键。试点地区均成立了党委政府领导任组长的领导小组,将试点工作纳入政府议事日程统筹推进,定期协调难点问题。二是细化任务落实是根本。试点地区结合本地实际,制定了工作台账,并逐项明确了完成时限和责任部门。对试点任务实行"销号"管理,定期开展督导,及时通报进展,纳入综合治理(平安建设)考核内容,促进了试点任务的落实。三是强化基层多部门综合管理是基础。试点地区普遍在乡镇级建立了多部门参与的综合管理小组,在村级建立了关爱帮扶小组,并切实高效地运行。四是整合资源创新模式是重点。各试点地区整合了卫生健康、政法委、民政、医保、残联等部门救治救助政策和社会慈善组织的资源,最大限度降低患者自付比例,各试点地区贫困患者住院自付的比例均低于 10%,95%试点地区贫困患者门诊自付比例也低于 10%。五是大力发展康复服务是方向。各试点地区将康复服务作为帮助患者回归社会的有效途径,在院内康复、社区康复两个方面齐发力,在机构建设和运行、康复形式和内容上寻求突破,康复服务初具规模。六是建立岗位激励机制是保证。各试点地区积极探索工作人员激励措施,壮大专业人员队伍,提高工作积极性,服务水平有效提升。

三年试点工作成效显著。各试点地区多部门形成了综合管理平台,精神科医师、心理治疗师、心理咨询师、社会工作师、康复师数量均较试点前增加 40% 以上,严重精神障碍患者报告患病率、规范管理率、服药率等指标均达到全国领先水平,患者肇事肇祸率明显下降,人民群众的安全感、获得感、满意度不断提升。为了将试点地区好的做法和经验复制、推广至更多地区,国家卫生健康委疾病预防控制局组织国家精神卫生项目办、试点工作专家技术指导组、部分试点地区负责同志组成编写组,多次召开研讨会。编写组从各试点地区报送材料中优中选优,按照综合管理、救治救助、以奖代补、康复服务、心理健康、激励机制、社会组织七个方面编写典型实践案例,梳理和展示试点地区典型做法和成效。希望国家有关部门同志和各地精神卫生工作人员通过阅读本书,了解试点地区的做法和经验,完善精神卫生综合管理措施,巩固和扩大试点成果,促进全国精神卫生工作取得更大进展。

在此,对试点地区党委政府及所有工作人员所付出的努力表示感谢! 对为本书编写作出贡献的相关专家、同仁表示感谢!

本书编委会

2020 年 4 月

目　录

试点工作概述

为贯彻落实《中华人民共和国精神卫生法》《全国精神卫生工作规划(2015—2020 年)》和国务院关于加强肇事肇祸等严重精神障碍患者救治救助工作的有关规定,探索和创新精神障碍全程管理服务模式,解决精神卫生工作中的重点难点问题,2015 年 6 月,国家卫生计生委、中央综治办、公安部、民政部、人力资源社会保障部、中国残联联合发文启动"全国精神卫生综合管理试点"(以下简称"试点")工作,为期三年。除西藏外,全国共确定了 30 个省(自治区、直辖市)和新疆生产建设兵团的 40 个试点地区(见附件 1),中央财政每年给各省提供 300 万经费支持试点工作的开展。要求试点工作以市(州、区)为单位开展,围绕"综合"(服务)和(政策)"创新"两个关键点,基于国家试点工作方案提出的七个工作目标(见附件 2),进一步健全和完善精神障碍预防、治疗、康复工作体系和服务网络,探索和创新精神卫生工作模式,通过"先行先试"和"以点带面"的形式在各个省率先建立试点,形成经验,进而为推动本地区乃至全国精神卫生工作发挥引领和示范作用。

三年来,为确保试点成功,国家层面各部门通力协作,积极采取多项举措大力推动试点工作。

一是各个行政部门全程参与。在设计阶段共同起草试点方案、启动阶段联合下发文件、开展阶段联合培训和督导、收尾阶段分工牵头联合评估,把试点工作作为推动精神卫生整体工作的重要抓手,同时要求试点地区各级也要参照国家层面的工作模式进行。国家层面,各部委分别牵头联合印发文件,包括原中央综治办的《关于实施以奖代补政策落实严重精神障碍患者监护责任的意见》、人社部的《关于新增部分医疗康复项目纳入基本医疗保障支付范围的通知》、民政部的《关于加快精神障碍社区康复服务发展的意见》、残联的《残疾人精准康复服务行动实施方案》等。

二是成立跨领域专家指导组。国家六部委共同成立试点工作专家指导组,涵盖精神卫生、公共卫生、社会安全、社区康复、福利保障、医保政策等多领域多行业的权威专家,采取对口帮扶的方式,将专家和国家精神卫生项目办人员组队、分片包干(每 2~3 名专家负责 3 个省份),进行点对点技术指导和理念传播,并帮助试点探索创新工作模式和梳理总结工作经验。

三是制定年度工作目标任务。为帮助试点地区更有的放矢地开展工作,国家卫生健康委将试点任务细化分解,先后提出 2015 年"六个一"、2016 年"八个必须"、2017 年"八个落实"等年度任务(见附件 3),推动各试点第一年启动、第二年形成几个经验、第三年总结提炼,为各试点地区工作推进定了一个清晰明了的底线。

四是强化培训提升能力。试点启动之初,国家举办了 3 场覆盖所有试点地区多部门成员的培训,帮助各试点地区梳理国家要求、分析自身工作重点难点、制定符合自身实际情况和发展需要的实施方案,使试点地区找准方向、少走弯路;每年召开现场经验交流会和多部门培训,推广好的做法和提升人员能力,国家三年累计举办了 26 场涉及精神卫生政策、社区康复、患者综合服务等内容的培训或专题讲座,培训了地方多部门工作人员 4 100 余人。

五是紧抓过程质量控制。国家多部门行政领导和专家共同组成督导组,每年到所有试点地区督导调研,帮助试点地区出谋划策、挖掘亮点、补齐短板;每月在国家卫生健康委编印的信息简报中,向试点地区、各省(自治区、直辖市)和国家相关部门通报试点地区核心工作指标完成情况;每年根据试点地区工作完成情况和重点难点问题的解决进度,进行综合打分排名,督促各试点地区积极开展工作。

六是开展重点课题研究。国家层面委托了八项课题研究,内容包括试点考评体系、救治救助一站式、人才队伍建设、全程康复服务、精神卫生社会工作、患者监护、工作机制和流程、心理健康服务,为更加科学地评估试点工作和提炼、推广试点经验夯实基础。

三年来,各试点地区大力加强精神卫生综合协调管理,按照国家要求,结合地方特色,勇于攻坚克难,探索创新,试点工作亮点纷呈。后续章节对具体经验做法进行了详细介绍,供广大读者参考借鉴。

第一章
综合管理篇

故事 1：精防医生的苦恼

我是一名乡镇卫生院的精防医生，日常工作除了严重精神障碍患者管理，还包括 0~6 岁儿童和老年人健康管理。而严重精神障碍患者管理工作是最难、也最让我头疼的。我有一个 40 岁的男性患者，他是外地人，没亲属，以捡破烂为生，不愿住村上给他盖的平房，一直一个人住在自己搭的草棚里；他反复出现自语、伤人的行为，没钱买药也不愿服药治疗。辖区民警曾 2 次把他送入精神病医院治疗，他每次好转后回到居住地，过不了多久疾病就复发。对此，我确实感到无能为力，每次随访时都感到很害怕，也不知道应该向谁反映这个问题才可以得到解决。这工作真是让人流汗又流泪。

存在问题：

严重精神障碍患者多病程迁延、预后差、致残率高，因疾病的特殊性，需多次就医、长期服药，因病致贫、因病返贫的现象突出，少数患者还会出现冲动伤人的行为，这是一个复杂的公共卫生和社会问题。因此，严重精神障碍患者的社区管理涉及诊疗、随访、康复、监护、救助和社会支持等多方面，需要多个部门共同参与、通力协作。而卫生、民政、残联等部门"单打独斗"，资源和政策碎片化的问题严重，尤其是对缺乏监护的患者，社区管理主体和职责不明，此问题亟待解决。

第一节　综合管理成效

为解决精神卫生工作多部门协调难度大这一问题,40 个试点地区将多部门联动的工作机制实化细化。试点三年,各试点地区建立健全了多部门协作的精神卫生综合管理机制,所有试点地区市、县两级 100% 建立精神卫生领导小组,乡镇级综合管理小组覆盖率达97%(目标 70%),形成了切实高效的综合管理机制,精神卫生综合管理常态化。

一是各试点地区均成立了由党委或政府分管领导任组长、六部门(原综治、卫生健康、公安、民政、人社、残联)为核心、其他相关部门参与的领导小组,明确部门职责分工,至少每半年召开 1 次由领导小组组长召集的协调会议,共同研究解决重点难点问题,研讨制定工作方案与政策。全国 40 个试点市(区)中共有 262 个县(市、区、旗),市、县两级均 100% 建立了综合管理工作机制。

二是基层多部门形成常态化综合管理机制,在街道(乡镇)建立了由六个核心部门及相关单位参与的综合管理小组,在村级建立多部门参与的患者关爱帮扶小组。定期召开会议,共同解决辖区患者在生活、治疗和康复中的难题。40 个试点地区中共有 3 634 个街道(乡镇),3 517 个(96.78%)建立了综合管理小组。

三是通过各级多部门联合督导、培训,进一步加强部门协作,促进工作落实。三年来,75% 的试点地区完成了 8 次(含)以上市级多部门督导。同时,各地省级也强化了对本省试点工作的联合督导与培训,80% 的试点地区接受了 4 次(含)以上的省级多部门督导。三年来,试点地区市级开展多部门培训 270 次、45 071 人次。

四是原综治部门主动发挥协调作用,利用"挂牌督办""一票否决"等多种手段推进工作机制建立和政策落实。重庆渝中区和沙坪坝区、黑龙江牡丹江市、甘肃天水市、宁夏银川市等地由原综治、原卫生计生部门共同牵头开展试点工作。

第二节 明确部门职责，联动综合管理

案例1 综治卫生双牵头，问题困难有对策
（重庆沙坪坝、黑龙江牡丹江）

"双牵头机制"助推精神卫生综合管理工作
（重庆沙坪坝）

重庆市沙坪坝区自 2015 年启动全国精神卫生综合管理试点工作以来，在市级多部门的指导下，区级多部门的大力配合下，通过建立原综治、原卫生计生"双牵头"综合管理机制，逐步缓解卫生计生单干、患者救治救助、服务管理等举步维艰状态，形成"政府主导全局、部门协同配合、街镇狠抓落实、家庭竭力尽责、社会共同参与"的工作局面，并取得显著成效。

一、机制的建立

为切实做好精神卫生综合管理工作，原区综治办通过实地调研，针对基层在严重精神障碍管理服务过程中存在的分工不清、相互推诿等现象，积极向原市综治办等部门建言献策，推动市级原综治办、原卫生计生委、公安局、民政局、残联五部门联合出台《关于加强肇事肇祸等严重精神障碍患者联合服务管理工作的意见》，建立原综治、原卫生计生双牵头综合管理工作机制。文件要求在区级层面成立以区政府领导任组长，原综治、原卫生计生部门领导任副组长的精

神卫生综合管理领导小组;在街镇层面建立由行政主要领导任组长,原综治、原卫生计生工作的分管领导任副组长的严重精神障碍患者综合管理小组,形成"综治、卫计"双牵头模式。自此,原卫生计生单干模式顺利升级成多部门齐抓共管模式。截至 2018 年底,全区街镇严重精神障碍患者综合管理小组建成率达 100%。

二、机制的实施及成效

(一)联合召开部门联席会议

区委、区政府每半年组织召开一次部门联席会议,共同商讨解决严重精神障碍管理工作中存在的重难点问题,尤其是多部门联动、患者救治救助方面,要求必须形成多部门齐抓共管局面。原区综治办每季度组织原卫生计生、公安、人社、民政、残联等部门及有关街镇召开一次工作例会,研讨解决基层在患者服务管理工作中具体存在的问题并督促落实。

(二)联合开展患者服务管理工作

患者管理在基层,为进一步落实患者服务管理工作,做好重点人群救治管控,随着街镇综合管理小组的成立,各村居对公安库、原卫生计生库列管患者均一对一成立了以村(居)委会干部为组长,原综治巡逻员、民警、助残员、精防人员等为成员的关爱帮扶小组,实现辖区患者"一人一小组"服务管理模式,并细化各自职责任务,按照患者类别及病情稳定情况定期进行走访探视,动态掌握患者现实状况、病情变化、治疗服药、监管看护等情况,共同做好患者日常服务管理。截至 2018 年底,街镇综合管理小组成立率达 100%,社区(村)关爱帮扶小组覆盖率 100%。

(三)联合启动患者筛查评估工作

每年由原区综治办、原区卫生计生委牵头组织开展 1~2 次严重精神障碍患者筛查评估工作,并召开动员部署会,由各街镇负责具体实施,并根据患者病情评估情况及时进行分级分类管理。截至 2017 年底,全区报告患病率达 4.09‰;与试点前的 2014 年底相比,患者管理人数由 2 671 人增加至 4 092 人,患者管理率由 56.01% 增加至 90.25%,患者规范管理率由 51% 增加至 88.33%。

(四) 联合制定失联患者查找机制

对于公安库、原卫生计生库失联失访患者,为尽快落实其具体去向,原区综治办、原区卫生计生委牵头制定沙坪坝区失联严重精神障碍患者查找工作方案,为街镇、社区查找失联失访患者提供指导意见。同时,在原街镇综治办设立患者查找办公室,负责总体协调、常态查找和信息收集上报等。2018 年 11 月 14 日,联合启动失访严重精神障碍患者清查专项行动,截至 2018 年底,已成功寻回失联患者 102 名。

(五) 联合出台多项救治救助政策

为切实解决患者住院难、服药难,区级多部门联合出台一系列救治救助政策,实现救治救助"一站式"同步结算,贫困患者门诊和住院基本实现"零"自付,免费服药项目等惠民政策逐步惠及非贫困患者。同时原区综治办出台"以奖代补"政策,对公安机关列管患者监护人给予 3 000 元/年的监护补助,逐步落实监护人职责。试点三年,患者服药率由 65% 增长至 79.66%;患者规律服药率由 48% 增长至 51.70%;患者有奖监护签约率及发放率均达 100%;全区无严重精神障碍患者肇事肇祸案事件发生。

(六) 联合召开多部门培训会

多部门联动机制建立伊始,街镇有关部门在具体工作中仍存在相互推诿、工作敷衍等情况,为进一步强化部门联动机制,弱化部门相互抵触情绪,原区综治办、原区卫生计生委多次邀请国家和市级专家就综合管理工作为区级部门、街镇、村居干部授课,强调联合服务管理工作的重要性和必要性,提高街镇多部门服务管理意识,加强社区联合随访探视和应急处置等工作。2017 年,各辖区严重精神障碍患者住院均由派出所、社区工作人员联合送诊,试点三年全区联合送诊 500 余人次。

(七) 联合开展督导检查

建立多部门联合督导机制,由原区综治、原区卫生计生分管领导分别带队,定期指导督促街镇和相关部门落实工作责任、完善工作举措。一是原区综治办将严重精神障碍患者肇事肇祸案件纳入社会治安综合治理考核内容,并作为区委、区政府考核部门和街镇党政领导班子的重要指标;二是纳入政府目标管理责任制;三是纳入"两城同创"考评,由区创卫生城市办公室、创文明城市办公室牵头考核;四是联合开展精神卫生医疗机构患者信息登记报告管理专项督导。

(八) 联合建立信息交换机制

原区综治办利用原区综治信息系统,牵头制定《沙坪坝区严重精神障碍患者信息交换方案》,协调原卫生计生、公安、民政、残联,规范信息交换内容、信息来源、运行机制,健全完善全区统一规范的严重精神障碍患者数据库,并先后召集信息比对交换会议 8 次,抽调部门及街镇工作人员 10 名,耗时 3 个月,重点对原区卫生计生委、区公安分局、区残联掌握的严重精神障碍患者个人信息进行收集整理并录入系统,并建立定期比对核实数据的长效机制,做到"底数清、情况明",通过比对,新增患者 1 147 例。同时,原区卫生计生委联合原区综治办印发《进一步做好患者信息交换通报工作的通知》和《沙坪坝区严重精神障碍患者"一历六单"信息报送工作机制》,逐步实现患者信息共享。

双牵头，一个小组、四个体系、六个部门

（黑龙江牡丹江）

牡丹江市政府在试点工作启动之初便立即成立了由副市长任组长，原卫生计生委主任、原综治办主任任副组长的精神卫生综合管理领导小组，"卫生、综治"双牵头的工作模式正式确立。

一、双牵头的联席会议促进保障政策出台

2015 年以来，卫生、原综治部门牵头召开了 16 次联席会议，制定出台《牡丹江市严重精神障碍患者和无监护人严重精神障碍患者收治管理办法》等 8 个政策性文件，编制《严重精神障碍患者救治救助政策指导手册》，研究解决了监护责任落实、贫困患者救治救助、社会化康复、县级综合医院精神（心理）科设置、看护管理小组运转等 20 余个"瓶颈性"问题。困扰公安、原卫生计生多年的严重精神障碍患者肇事肇祸后公安部门不愿送、医院不愿接收的问题，经过 2 次联席会议得到了解决。2016 年 7 月，原省综治办要求在全省范围内落实"以奖代补"政策。当月，牡丹江市就出台了《关于严重精神障碍患者监护责任"以奖代补"政策实施意见》，原综治办牵头各部门强力推进，成为全省完成该项任务的 4 个地市之一，受到原省委综治办表扬。

二、双牵头的联合督导促进了基层工作落实

试点工作开展初期，出现了部分基层重视程度不高，项目推进不积极，对实施意见掌握不全面等情况。牡丹江市立即成立了由原综治办副主任、原卫生计生委副主任任组长，六部门人员为成员的联合督导组，合力推进试点工作，每年 2 次对各县（市、区）试点工作开展联

合督导检查,督促工作落实。

三、综治为主的综合考评强化了跟踪问效

原综治部门将精神卫生综合管理工作纳入社会治理和平安建设考核指标,纳入市直机关工委一级目标考核,纳入市委组织部重点工作考核目标。2016 年,6 个县(市、区)在精神卫生综合管理考核项目上扣分;2017 年,4 个县(市、区)扣分,通过严格考核、严肃追责,全面推进平安牡丹江建设,强力推动了试点工作。

双牵头的工作模式促进了各部门间沟通和交流,和谐的团队氛围又推进了工作。2017 年,省综治办在牡丹江市召开全省严重精神障碍患者救治管理暨精神卫生综合试点工作现场会议,原市综治办工作人员少,承接会务工作有难度,领导小组各成员单位都主动请缨做会务组工作,圆满完成了会议任务,参会的其他地市都从最初的震惊转为羡慕。2018 年"两会"前夕,原市综治部门突然接到原省综治办核查严重精神障碍患者信息的工作任务,以往原综治部门多通过公安系统查找患者,很难掌握患者当前状态,这次通过原卫生计生信息系统不到 2 个小时就对患者进行了定位,并且掌握了患者目前病情状态,原综治部门快速完成了核查任务。公安户政部门要从警务室角度完善精神障碍患者管控措施,上午 10 点请原综治部门协调六部门召开会议,下午 2 点各部门主管科长全都到位参加,安排部署的工作得到快速落实。心康园社区康复机构举办新年联欢会,社区康复机构负责人向六部门发出了邀请,活动当天,六部门的领导全部准时参加,和学员互动联欢。大家都笑称:自从参与了精神卫生综合管理试点工作,人都更加精神了!

在"卫生、综治"双牵头的工作模式牵引下,牡丹江市严重精神

障碍管理治疗的各项指标都有了明显提高(见下图)。

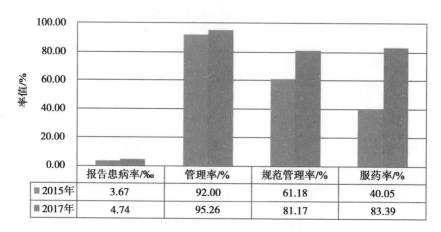

	报告患病率/‰	管理率/%	规范管理率/%	服药率/%
■2015年	3.67	92.00	61.18	40.05
■2017年	4.74	95.26	81.17	83.39

牡丹江市 2015 年与 2017 年严重精神障碍管理治疗情况对比

案例 2　政府签订责任书,目标任务有节点
(建设兵团石河子)

一、背景

2015 年,第八师石河子市启动精神卫生综合管理试点工作,师市党委高度重视此项工作,成立了由主管卫生工作的师副政委任组长的精神卫生综合管理试点工作领导小组(以下简称"领导小组"),办公室下设在师市卫生局,负责日常试点工作开展和落实。试点工作启动初期,部分成员单位对精神卫生综合管理工作认识不深刻、不到位,将精神卫生工作简单理解为卫生部门的任务和职责,认为患者的管理应由卫生人员承担,部门间未形成协调、联动机制,且存在相互推诿、扯皮现象。导致试点工作开展阻力非常大,特别是当工作落实到基层连队(社区)时,阻力更为凸显,连队(社区)两委将精神障碍患者的社区管理工作完全推给团医院或连队(社区)卫生室(社区

卫生服务站),随访时不配合参加,导致社区随访管理工作落实不到位,存在较大的安全隐患。而基层多部门联动机制的形同虚设,也影响了试点工作的顺利推动。

师市卫生局代表领导小组办公室就这一问题及时向领导小组组长汇报,领导小组组长多次召集各成员单位(部门)召开会议讨论有效的解决办法。为了更好地推进试点工作的开展,提高各成员单位领导对精神卫生工作的重视程度,试点工作领导小组组长要求,统一思想、提高认识,加强对各成员单位精神卫生综合管理试点工作落实情况进行管理,汲取师市创卫生城市、创文明城市的工作经验,将试点工作任务层层分解到各成员单位,责任落实到人。

二、做法

师市试点工作领导小组办公室结合试点实施方案和每年国家对试点工作提出的重点要求,制定年度工作目标和重点任务。

1. **制定基本要求**　要求各成员单位主要领导和业务科室负责人参加试点工作领导小组多部门联席会议,建立会议签到制度,主要领导不到会需向领导小组组长请假,无故不参会的向其分管领导反馈或发工作通报,由主管领导负责贯彻落实会议精神及要求;各成员单位每年结合本单位工作针对精神卫生综合管理工作制定或出台新举措或新政策。

2. **明确各单位责任目标**　领导小组办公室按照各成员单位的职责制定年度工作目标和重点工作。

原综治办的责任目标是"加强严重精神障碍患者救治救助管理组织协调、督导检查工作,在师市年度社会治安综合治理暨平安建设目标责任考核中,加大对有肇事肇祸行为或倾向的严重精神障碍患者救治救助及管理工作考核的力度,实行一票否决制;会同公安、民政、残联、卫生及团场、街道等贯彻落实国家《关于实施以奖代补政策,落实严重精神障碍患者监护责任的意见》政策,督促各团场(镇)、街道按规定与每位患者法律监护人签订监督协议书,确保有奖监护补助金发放到位,并逐步扩大覆盖面,提高补助水平;督促各团场、街道、石河子镇成立由原综治牵头,公安、卫生、民政、残联、社区等部门相关工作人员共同组成的关爱帮扶小组,对有肇事肇祸行为或危险倾向的高风险患者,每月组织联合访视;加强对有肇事肇祸行为或危险倾向的高风险患者的管控,落实患者去向;配合卫生局督促各团场、街道、石河子镇完善辖区精神卫生综合管理工作领导小组,强化多部门综合协调管理机制,按要求每季度至少召开一次精神卫生综合管理工作多部门联席会议,讨论解决本辖区精神卫生综合管理工作所存在的难、重点问题,落实相关政策与措施;通过专项调查或排查、部门信息共享等途径,进一步掌握本地严重精神障碍患者底数,配合卫生局、绿洲医院做好疑似病例筛查诊断工作,以提高患者报告患病率、管理率;会同卫生、公安、民政等部门制定突发事件后心理救援、危机干预预案,并组织实施"。

公安局责任目标是"会同有关部门依法做好有肇事肇祸行为或倾向的精神障碍患者监督与管理工作;协助患者监护人或社区精防人员护送此类患者至精神专科医院诊治。加强对流动人口中严重精神障碍患者的信息管控,做好流浪严重精神障碍患者的及时送诊工作,同时配合社区精防工作人员开展严重精神障碍疑似病例筛查工作"。

教育局责任目标是"在师市50%以上的各中、小学校建立心理健康咨询室,为在校学生提供心理健康教育、预防及心理疏导等服务;会同宣传部、疾控中心、绿洲医院等制订针对青少年心理健康教育的工作计划,并组织实施,年内至少开展2次大型中、小学心理健康卫生知识宣传教育活动,提高知晓率(至少达到80%)"。

宣传部责任目标是"协调电视台、广播电台、石河子日报等新闻媒体每月至少进行一次精神卫生综合管理试点工作、心理健康、精神卫生知识等方面的宣传报道;配合卫生局、疾控中心、绿洲医院结合'世界卫生日''世界精神卫生日'等宣传日活动,开展大型、公益性精神卫生防治知识、心理健康知识等宣传,普及精神卫生防治知识,宣传精神卫生综合管理试点工作及各项救治救助相关政策"。

3. 签订工作目标责任书并追责 师市试点工作领导小组组长与各成员单位主要领导签订工作目标责任书,各成员单位按责任书内容组织落实相关工作。师市试点工作领导小组成员共同制定一年两次的督导考核内容,由原综治、公安、卫生、人社、民政、残联组成多部门督导组,对师市20个成员单位、街道进行督导考核,对工作完成好的前10名单位进行表彰,对工作完成不及时、不到位、不落实的单位领导进行追责,考核结果纳入综合治理绩效考核中。

此举措使各成员单位领导、业务人员充分认识到精神卫生工作综合管理的重要性,各成员单位纷纷制定或出台有关精神卫生工作的新措施、新政策。

发改委将师市精神卫生工作纳入《第八师石河子市"十三五"国民经济和社会发展规划纲要》。

民政、残联等部门加大了对贫困精神障碍患者救治救助力度,对无劳动能力、无收入来源精神残疾(一至四级)成年居民以及低收入困难家庭精神一、二级重度未成年残疾人(18周岁以下),纳入低保救助范围,对精神一、二级重度残疾低保居民适当提高补助水平,对丧失生活自理能力、需家人或监护人全程看护的重度精神残疾低保居民,其家人或监护人无法就业导致家庭人均收入低、实际生活较困难的,可将一名看护人或监护人纳入低保范围,残联实施了困难精神残疾人补助全覆盖政策等,使贫困精神障碍患者的住院、门诊服药的自付比例控制在 10% 以内。

教育局在市区 30 所学校设立心理健康辅导室,并为新建学校十一中、十三中投入 11.2 万元建立心理健康咨询室,利用"5 月 25 日全国大学生心理健康日"开展形式多样、针对不同年龄、不同对象的心理健康宣传教育活动,开展校园心理剧大赛等。

结合基本公共卫生服务项目,卫生局要求各基层医疗卫生机构成立随访服务管理领导小组,由医疗机构主要领导任小组组长,负责组织开展社区医疗随访、疑似病例筛查、患者信息管理、心理健康宣传等工作,同时对各医疗机构开展精神卫生工作制定督导考评要求并进行每年 2 次督导考核,年终对各项工作完成好的前 10 名单位给予表彰等。

三、成效

签订工作目标责任书并纳入综合治理绩效考核,大大提高了成员单位的工作热情和落实力度。通过各成员单位的共同努力,师市精神卫生综合管理试点工作得以长足发展,取得师市报告患病率在全国 40 个试点城市中排名第一、其余各项基础指标均高出全国平均水平的好成绩。

案例 3 明确基层多部门职责,"五包一"联合随访
（江西九江）

为进一步落实基层对患者的服务管理工作,九江市明确基层各

部门职责,开展"五包一"联合随访服务,实现多部门齐抓共管的综合管理。

一、"五包一"部门及人员职责

(一) 原乡镇(街道)综治办

组织各相关部门与患者监护人签订"五包一"监护协议,协调监督各相关部门落实严重精神障碍患者管理工作任务,并将相关部门工作情况纳入原综治考评目标,并对工作进行督查督办,及时协调解决工作中遇到的问题。

(二) 村(居)委员会综治室

1. 依法加强辖区内平安建设,将严重精神障碍患者管理纳入重要管控内容之一。

2. 定期排查辖区内有肇事肇祸倾向的严重精神障碍患者的信息,做到严重精神障碍患者底数清、情况明,并监察患者履行监护人的职责。

3. 对有肇事肇祸倾向或已经发生肇事肇祸行为的,应立即采取措施制止,并通知当地公安部门。

4. 依法维护严重精神障碍患者的合法权益,按照民政、残联等部门政策,将严重精神障碍患者及时纳入低保对象或救助对象,落实国家有关救治救助政策。

(三) 辖区派出所

1. 将严重精神障碍患者管理落实到平安建设工作中,依法维护社会秩序,确保社会治安稳定。

2. 明确片区民警承担严重精神障碍患者的监控职责,对有肇事肇祸倾向、行为,或者有危害自身和他人财产和人身安全危险的,按照《中华人民共和国精神卫生法》《中华人民共和国治安管理处罚法》依法予以制止,并送定点医疗机构诊断、留院观察或住院治疗。

(四) 乡镇卫生院(社区卫生服务中心)

1. 按要求定期对患者进行随访,填写"基本公共卫生服务严重精神障碍患者随访记录"。

2. 发现患者病情不稳定,及时与上级技术指导单位精神科医生沟通患者的病情信息。

3. 指导家属做好患者的居家康复与治疗。

(五) 患者监护人

1. 承担严重精神障碍患者的监护主体责任。

2. 做好患者日常生活料理,按照医嘱督导患者定时定量服药,定期复查。

3. 加强患者病情观察,发现患者病情不稳定应及时咨询精防医生,必要时送医院治疗。

4. 发现患者有肇事肇祸行为时,应立即制止,并通知辖区民警、村(居)委会、精防医生,采取住院治疗或留院观察。

5. 依法维护患者合法权益,不得遗弃、虐待精神障碍患者。

二、具体实施

1. "五包一"各部门对每位患者明确责任人,每季度至少开展一次联合随访,填好随访记录表并签字,后统一存放辖区派出所(见下表)。

2. 在随访中积极宣传人社、卫生、民政、残联、扶贫等部门惠民政策,充分发挥综合管理小组部门优势,对家属提出的合理诉求予以协调解决,对有关救治救助、生产、生活方面的困难要积极协调解决。

附："五包一"联合随访表

随访时间：_____年____月____日,本年第____次随访	
危险性	0(0级)　1(1级)　2(2级)　3(3级)　4(4级)　5(5级)
目前症状	1 幻觉　2 交流困难　3 猜疑　4 喜怒无常　5 行为怪异 6 兴奋话多　7 伤人毁物　8 悲观厌世　9 无故外走 10 自语自笑　11 孤僻懒散　12 其他_____
目前就医方式	1 门诊　2 住院　3 社区治疗　4 社区康复　5 自购药物 6 未治
如未治,未治原因	1 经济条件不允许　2 觉得病已好　3 对治疗无信心 4 药物不良反应　5 其他,请说明_____
服药方式	1 自行服药　2 他人提醒服药　3 强制给药(含暗服) 4 注射给药　5 多途径　6 医嘱停药　7 自行停药
服药依从性	1 规律　2 间断　3 不服药
药物不良反应	0 无　1 震颤　2 静坐不能　3 肌肉僵硬　4 眩晕　5 乏力 6 嗜睡　7 恶心　8 便秘　9 呼吸困难　10 月经紊乱 11 体重增加　12 Q-Tc 延长　13 其他,请简述_____
康复地点	1 未落实　2 在家　3 社区　4 其他地点_____
患病对家庭 社会的影响	1 轻度滋事____次　2 肇事____次　3 肇祸____次 4 自伤____次　5 自杀未遂____次　6 无
关锁情况	1 无关锁　2 关锁　3 关锁已解除
劳动收入水平	1 无　2 有_____元/月
家庭经济状况	1 低保户　2 五保户　3 一般贫困户　4 非贫困户
本次随访分类	1 不稳定　2 基本稳定　3 稳定　0 未访到
家属提出的诉求 及希望协调帮助 解决的困难	
联合随访签字	乡镇(街道)综治办主任： 村(居)委会综治室主任： 片区民警： 精防医生： 家属：

案例 4　基层工作的八个一标准与契约管理
（河南濮阳华龙）

一、存在的困难与原因分析

2015 年，开展国家精神卫生综合管理试点工作初始，华龙区在社区严重精神障碍患者管理工作方面，存在较多问题，乡镇办、社区（村）居委会、公安、社区卫生服务中心、原综治、卫生、民政等各个方面相互推诿，主体责任不明确，导致了精神卫生综合管理工作开展不顺利，试点工作任务难以落实。2016 年 4 月，在区精神卫生综合管理工作领导小组办公室组织下，分别召开了公安民警、原乡镇综治办主任、社区居（村）委会主任、社区医生座谈会，认真总结了存在问题的原因：一是精神障碍患者管理的主体责任不明确；二是各方面的工作人员怕担责任的心理严重；三是工作标准不清楚；四是随访工作走过场；五是政策宣传、落实不到位；六是原综治网格化管理与严重精神障碍患者管理不衔接；七是应急处置工作存在扯皮现象。

二、解决办法

（一）"八个一"工作标准

原区卫生计生委与原区综治办共同进社区开展调研，走访了患者家庭、社区民警、社区医生、居委会工作人员，制定出严重精神障碍患者社区管理"八个一"工作标准。

1. **为每一位患者建立一份管理档案**　社区医生提供患者诊断、治疗、用药、等级评估等基础医疗信息，社区居委会提供患者身份、住址、监护人、家庭贫困情况等基本信息，由居（村）委会负责建立辖区严重精神障碍患者管理档案,档案统一放在居委会进行规范管理。

2. 为每一个患者家庭发放一份救治救助政策宣传材料 由社区医生提供防治知识和政策宣传资料,由社区居委会干部负责发到患者家庭。

3. 与每一个危险性评估三级及以上患者监护人签订一份有奖监护协议书 协议由居委会干部负责与患者监护人签订,各乡镇办、原综治办负责指导,社区民警、社区医生负责认定是否符合发放监护补助标准,各乡镇办、原综治办负责发放监护奖励资金。

4. 与每一个患者监护人签订一份契约管理协议书(五方契约) 协议由社区居委会干部负责与监护人签订,社区民警、社区医生、民政专干、残联专干与居委会干部进行联合随访,随访中发现医疗方面的问题由社区医生负责解决,有肇事肇祸倾向的情况由社区民警为主负责解决,生活、治疗困难问题由民政、居委会负责解决。

5. 制作一份社区管辖范围严重精神障碍患者详细位置分布图 由社区居委会负责制作,当患者出现肇事肇祸情况时能够快速抵达现场,也可以快速找到监护人。

6. 设置一个社区防治知识宣传栏 由居委会负责设置社区精神卫生防治知识与政策宣传栏,及时更新更换,宣传内容由社区医生负责提供。

7. 每年四月份进行一次筛查登记 由社区居委会、社区民警按照原综治网格化管理范围进行筛查登记与报告,发现疑似患者后,联系社区卫生服务中心(联系精神科医生)进行诊断评估,每年4~5月进行一次全面筛查。

8. 每季度对患者进行一次面对面联合随访 随访工作由五人

管理小组按照自己的职责任务进行随访,可以一起联合随访,也可以自己单独随访,但是随访任务完成后,必须到居委会进行登记,证明已经完成本次随访工作任务,并将随访记录在居委会存档。每季度随访一次,如果发现患者情况异常时,居委会有权要求社区医生、社区民警增加随访次数。

(二)重抓落实

华龙区召开了2016年度全区精神卫生综合管理试点工作会议,将"八个一"工作标准进行了安排布置,要求全区社区(村)全面落实。接着又召开了由村居委会主任、社区民警、社区医生等多部门工作人员参加的培训会,对"八个一"工作标准进行了详细的培训,使社区精神障碍患者"五人管理小组"对自己的工作任务有了全面的理解。

三、成效

(一)基本形成了在严重精神障碍患者管理方面的特色与模式

形成了以社区(村)为管理单元,以"八个一"为工作标准,以原综治网格为管理基础,以"五人小组"为管理核心,以契约协议为工作保障,以有奖监护为激励机制,以居(村)委会为责任主体,以防范肇事肇祸为根本目的的严重精神障碍患者管理模式。

(二)精神卫生综合管理工作成效显著

基层政府主动参与患者管理工作,"五人小组"职责明确,患者家庭受益。截至2018年10月底,华龙区严重精神障碍患者管理人数由2015年的572人上升为1 244人,患者报告患病率明显提高,规范管理率由原来的64%上升为84%,规律服药率由原来的38%上升为68%。应急处置迅速,有效防止了肇事肇祸案件的发生,试点工作启动以来,辖区范围内没有发生肇事肇祸案事件。

案例 5　"互联网 +"精神疾病患者帮扶管理信息平台
（广西北海）

一、实施背景

2015 年,北海市被确定为全国精神卫生综合管理试点城市,但县区、乡村基层帮扶和管控机制尚未健全,不少精神障碍患者家庭监护能力较弱,甚至没有监护,由于管控不到位,患者难以得到规范管理和治疗,肇事肇祸苗头也难以及时发现,容易出现肇事肇祸事件。为进一步健全各县区、乡镇(街道)基层精神卫生综合管理网络,筑牢管理网底,规范和加强严重精神障碍患者帮扶管理工作,有效防止严重精神障碍患者肇事肇祸事件发生,北海市积极探索建立"互联网 +"精神疾病患者帮扶管理平台,在村级患者帮扶管控工作引入互联网技术,加强乡村帮扶管控工作,经过两年多的努力,工作取得明显进展和成效。

二、具体措施

（一）建立乡村"贴身"帮扶管控制度

下发《北海市人民政府办公室关于建立北海市乡镇(街道)精神卫生综合管理小组及村(居)委会帮扶小组工作制度的通知》(北政办〔2017〕131 号),建立乡村管理帮扶制度。帮扶小组成员实行分片包干,责任到人,做到每个严重精神障碍患者均有相应人员管理,做到每周一询问(电话询问患者家属或监护人)、半月一见面(每 15 天要与患者及家属或监护人见面一次),询问、了解患者规律服药情况、病情变化情况、患者家庭情况等,并按照一访一记录要求形成随访记录台账。发现异常情况要及时报告,发现严重精神障碍患者肇事肇祸苗头事件及时报告乡镇(街道)综合管理小组、报告公安部门,并会同乡镇(街道)综合管理小组、公安干警、家属及时妥善处置,防止事态扩大。

为鼓励村级帮扶小组人员履行好管控和帮扶工作,北海市政府高度重视,每年安排专项经费,建立村级帮扶政府补助机制,每年补助每个村(居)委会3 000元,用于对帮扶小组帮扶管理工作的补助。所需经费由市、县(区)财政各承担50%。

(二) 建立"互联网+"精神疾病患者帮扶管理平台

2017年北海市投入资金开发严重精神障碍患者基层帮扶管理软件和手机APP。帮扶人员通过手机移动端登录系统即可实时查看患者的最新状况以及用药情况;在开展帮扶工作中,帮扶人员用自己的账号,通过手机APP端人脸识别或患者短信验证方式进行登录,将最新随访管理信息录入,提高帮扶数据真实性。帮扶人员可以查看已走访的记录,通过权限管理,帮扶人员只能看到自己负责的患者走访记录,高级别的管理人员可查看自己所辖的所有走访记录。建成以大数据引领的精准帮扶平台,用数据管理、数据考核、数据决策的精准管理工作机制,实现对北海市精神疾病患者帮扶人扶贫工作的滚动式支持。

(三) 推广使用"互联网+"精神疾病患者帮扶管理平台

2018年5月,首先在铁山港区试用,经过三个月的使用和摸索,对软件进行完善。2018年9月在全市推广使用,首先确定使用人员队列,包括村(居)委会干部、村医、乡镇(街道)政府主管人员、乡镇卫生院(社区中心)精防人员、市精防办、项目办管理人员等,建立相关人员名录,建立层级目录。然后组织培训、安装手机APP,由于原卫生计生部门难以调动乡镇政府和村居委会人员,于是联合原综治部门一起推动APP的推广使用工作,分县区组织落实。各县区原综治和原卫生计生部门联合组织乡镇(街道)和村(居)委会相关人员培训,每村再选出一个骨干重点培训,通过骨干传帮带,逐步带动村帮扶人员全面掌握手机APP的使用。期间组织多次深入调研和督导,了解基层软件使用情况和存在问题,逐项加以解决,稳步推进手机APP的使用和落实村级帮扶工作,村级帮扶工作也因为引入手机APP而得到更进一步强化。

三、取得的成效

采用患者人脸识别、GPS定位等信息化手段(村医以及帮扶人员帮扶是否落实到位),实时提醒帮扶人员按时随访、跟踪记录帮扶工作开展情况,是保证乡村级综合管理工作的真实性,使严重精神障碍患者管控真正落到实处,也是预防肇事肇祸事件最为关键的环节。通过患者监护人短信验证码和帮扶人员手机GPS定位、患者人脸识别,考核帮扶人员是否按时走访患者。对登记在册的精神疾病患者,明确帮扶责任人,定期入户访查。通过提交帮扶日志、人脸识别对帮扶过程进行管理监控。通过信息化的管理方式实施后节省了劳动力,提高了工作效率,并且提高了管理数据的及时性、准确性,有助于提高精神疾病患者帮扶工作的开展,提升了管理水平。建立帮扶小组责任考核机制,从"你不管我不管大家都不管"变成"你也抓我也抓大家一起抓",解决精神疾病患者无人管、管不实的问题,达到显著减少患者重大肇事肇祸案件发生的目标,推动社会和谐发展。

附:"互联网+"精神疾病患者帮扶管理平台工作模式与传统工作模式对比

(一) 帮扶人员工作模式

1. **传统模式**　帮扶人员通过电脑登录到精神疾病患者管理系统中,查看所负责的精神疾病患者的用药情况以及基本信息,然后用纸张记录好对应数据后,拿着表单到患者家庭中去访问患者精神状态以及用药情况,并相应记录到纸张表单中;记录完毕后,回到工作办公室再登录系统将最新情况填录到系统中。这个工作流程大大降低了帮扶人员的工作效率,使得帮扶工作达不到预定效果要求。

2. **"互联网+"精神疾病患者帮扶管理平台工作模式**　帮扶人员只需要通过手机移动端登录系统,即可实时查看精神疾病患者的最新状况以及用药情况;在开展帮扶工作中,帮扶人员用自己的账号登录手机APP,然后通过手机APP人脸识别以及患者短信验证方式,提高帮扶数据真实性,并将最新患者信息通过手机端录入方式将数据保存到系统中。

"互联网+"精神疾病患者帮扶管理平台工作模式与传统工作模式比较

序号	工作内容	传统工作模式 (无平台)	精神疾病患者帮扶管理平台 模式(有平台)
1	帮扶人员了解患者信息渠道	电脑端	电脑端、手机APP端(实时性)
2	精神疾病患者状况信息记录	手工纸质版填录	手机APP端实时填录并上报
3	帮扶人员帮扶真实性	无法控制	通过手机APP端人脸识别以及现场短信验证方式
4	操作实用性	工作流程繁琐,操作步骤多,既要电脑录入也需纸质版填写	通过"互联网+"移动端,一端完成所有帮扶工作
5	领导决策分析	需要大量人工根据区域进行分析统计	平台通过大数据分析,导出数据报表,为领导决策提供数据支撑
6	帮扶人员绩效管理	无法判断帮扶人员数据真实性以及智能统计办件数量	根据月报和年报,了解患者状态趋势,丰富精神疾病患者管理信息来源

工作管理流程图

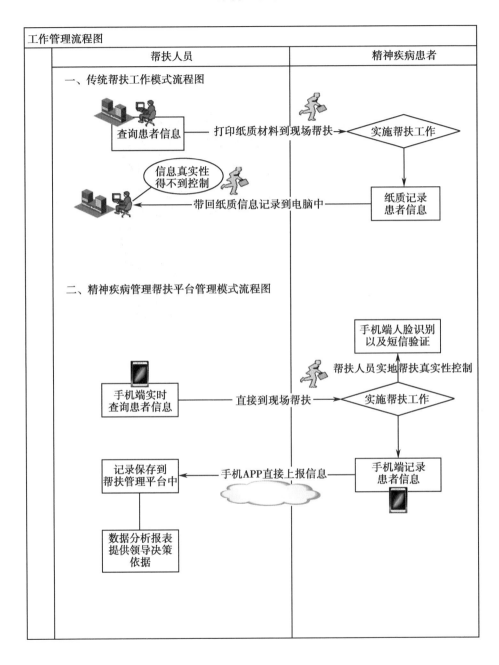

(二)"互联网+"精神疾病患者帮扶管理平台创新点

"互联网+"精神疾病患者帮扶管理平台主要使用"云祥八桂"(政企云)等云平台部署,提高数据安全可靠性;"互联网+"思维多渠道进行帮扶辅助管理,随时随地进行帮扶数据查询管理(见下图)。

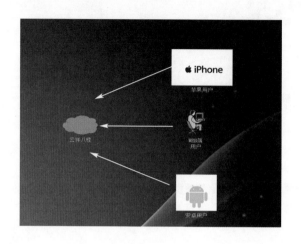

本帮扶管理平台的创新点主要表现有人脸识别、GPS定位、患者管理、帮扶数据分析和帮扶记录打印(见下图)。其中,患者管理的创新做法如下:

1. APP使用者信息和患者信息无需手动录入,按规范的Excel表格格式收集信息后,直接给到技术人员导入。

2. 每个患者可以绑定多个帮扶人员。

3. 如果某个帮扶人员出差,他的患者需要走访时,组长或以上管理人员可通过后台临时为该患者绑定新的帮扶人员来帮忙走访。

第三节 携手创新模式,解决管理难题

案例6 四方共治,三地联管,走出人户分离患者的管理困境
(湖北武汉)

武汉市公安部门积极探索以"四方共治"和"三地联管"为主的管理监护工作机制,充分发挥"公安、职能部门、社区、监护人"四方合力,共同加强严重精神障碍患者救治救助工作。其中职能部门是指原综治部门牵头,原卫生计生为主,民政、残联等部门协作配合的多部门合作力量,社区是指社区安保队员、协管员、社区网格员等成员,主要管理机制内涵包括:

一、推进常态化筛查机制

公安部门建立严重精神障碍患者的常态化筛查机制,发动社区民警上门入户,全面掌握底数,利用社会面防控机制,发挥群防群治组织作用。公安配合原综治、原卫生计生、民政、残联等部门,加强对患者有无肇事肇祸行为进行认定,协助开展筛查、诊断、评估工作,及时录入系统,建立管控工作台账,落实管控力量。

二、健全信息采录机制

以武汉市"三微四实"微信息系统为载体,将严重精神障碍患者筛查与社区网格化管理有机结合,整合各类精神障碍患者数据,建立了统一的全市严重精神障碍患者管理信息平台。

三、推进"三地联管"机制

针对部分严重精神障碍患者离开户籍地居住,人户分离导致漏管失控问题,探索建立户籍地、居住地和活动地等"三地联管"机制,畅通信息传递渠道,形成以现住地为主的管控模式。武汉市有 3 200 余名人户分离的严重精神障碍患者落实了户籍地和现住地管控工作交接,各项管控、送治工作衔接有序。

四、强化日常监护机制

公安派出所会同街道、社区,与患者监护人逐一签订"精神障碍患者监护管理责任书",严格督促服药、配合救治、报告情况等 9 项监护责任(附件)。在社区民警组织下,整合社区安保队员、协管员、社区网格员、治安群干等力量,围绕 2 100 余名易肇事肇祸严重精神障碍患者落实"一人一专班"(指对经公安、原综治部门认定的易肇事肇祸严重精神障碍患者,实施以患者所在街道/乡镇派出所所长为责任人的包保稳控专班,严防发生肇事肇祸案事件),建立患者监护人、所在社区(单位)和社区民警"三位一体管控"责任机制,努力做到应管尽管。

五、固化快速处置机制

明确了精神障碍患者肇事肇祸案事件的处置预案,固化了处置程序、处置措施,做到了"四快",即现场处置快、信息报告快、舆情引导快、送医救治快。2017年5月4日凌晨2时,武昌花堤街一女子在路边大声呼喊并砸门、砸车,黄鹤楼派出所民警携带钢叉等装备迅速赶到现场将其控制,随后联系家属送往南湖医院接受治疗,及时消除了辖区安全隐患。

六、强化日常送治

在日常工作中,对110报警、群众反映、工作中筛查发现的肇事肇祸严重精神障碍患者做到"及时发现、及时处置、及时送治"。在市原卫生计生部门的支持下,市局治安部门加强对派出所负责人和社区民警进行精神卫生专业知识的培训,全市社区民警积极劝导、帮助、协调患者监护人履行送医救治责任。

附:监护人的9项监护责任

1. 为被监护人申请免费服药服务或自行购药,遵医嘱监督被监护人按时按量服药。

2. 发生被监护人居住地迁移、监护人变更等情况及时向派出所、社区卫生服务中心及街道精神卫生综合管理小组报告,并按要求履行变更手续。

3. 每日观察被监护人病情变化情况,填写"监护管理情况日常记录表"。

4. 引导被监护人逐渐恢复社会功能,在有条件的情况下协助其申请并督促定期参加康复活动。

5. 照料、看管被监护人日常生活,不得虐待、遗弃被监护人,防止被监护人失踪或下落不明、流浪乞讨、肇事肇祸。

6. 配合严重精神障碍患者街道个案管理团队开展社区随访、管理等工作。

7. 被监护人失踪或下落不明后立即报告派出所及街道精神卫生综合管理小组;被监护人发生病情波动时,监护人立即告知精防医生,并根据病情评估结果将被监护人送至精神卫生医疗机构诊治;被监护人发生伤害自身、危害他人安全的行为,或者有伤害自身、危害他人安全的倾向,监护人立即向派出所报告,配合公安部门做好现场处置,将被监护人送至精神卫生医疗机构诊治。

8. 根据精神卫生医疗机构医学建议,履行接出院等相关责任。

9. 其他经认定的监护责任。

案例7　乡村联动"九管一",不稳定患者管理思路
(云南保山)

一、模式目的

为更好地落实患者的综合管理,保证患者享受政策不遗漏、管理治疗不缺位、综合服务要到位,将患者病情不稳定因素作为问题导向,以乡(镇)综合管理小组为基础,整合相关人员、政策资源与患者监护人,形成原综治专干、社区民警、民政助理员和乡村精防人员、原综治网格员、残疾人专职委员(残疾人联络员)、村干部、村民小组长

和家属管理服务同盟,共同管理患者的"九管一"模式,解决好综合管理服务患者"最后一公里"的问题。

二、职责分工和工作流程

(一)团队职责

随访管理病情不稳定患者,协助患者解决治疗及生活中的困难。对于有肇事肇祸倾向或病情得不到有效控制的患者,团队及时协助家属送医治疗,建立乡镇(街道)综合管理小组与专科医院直接联系对接的应急医疗处置"绿色通道"。进一步强化落实"以奖代补"政策,强化监护人责任。

(二)人员职责分工

1. **原综治专干** 牵头组织、综合协调团队开展日常工作,督促落实"以奖代补"政策。

2. **社区民警** 登记发现精神障碍患者,协助团队开展危险度高或病情不稳定的精神障碍患者的应急处置和转诊工作,培训团队应急处置方式方法。

3. **民政助理员** 动态评估患者生活现状,在低保政策享受对象动态调控中优先考虑患者,并将患者纳入临时救助范围,对因病和因突发状况造成生活困难的严重精神病患者进行适当救助,保障家庭及个人渡过难关。及时将符合条件患者纳入城乡低保、特困人员供养。

4. **残疾人专职委员(残疾人联络员)** 宣传残疾人相关政策,为患者提供居家托养服务和居家康复,为精神残疾患者提供家庭医生签约服务,入户免费办理残疾人证。

5. **乡村精防人员** 负责患者日常随访管理,送免费药物上门、监督患者服药,作为"九管一"团队的联络员。

6. **原综治网格员、村干部及村民小组长** 负责患者家庭、生活情况对病情影响的预警,同时向原综治专干、团队联络员上报预警信息。

7. **患者监护人** 负责患者服药、居家康复,定期(急性期半个月一次,基本稳定期 3 个月一次,病情稳定后半年一次)向原综治网格员、村干部及村民小组长报告患者及家庭情况,对于突发情况及时报告团队成员,现场协助处理。

(三) 团队管理程序

1. 动态掌握辖区内所有患者病情,依据公安和卫生部门每月交换信息后形成的不稳定患者名单,登记汇总病情不稳定或高风险患者情况。

2. 每年年初由原综治专干组织团队同时对患者进行走访,实地评估患者近期生活生产、病情、服药、享受政策、康复情况,确认为病情不稳定的纳入团队管理,团队成员依据各自职责制订管理计划和措施,措施实施效果由监护人定期反馈,发生突发状况,立即实施应急处置。

3. 病情稳定后患者每年联合随访评估至少 1 次,不稳定患者根据监护人反馈信息增加随访,相关部门根据反馈情况与原综治网格员、村干部和村小组长带村医一同走访,每次走访都要求走访人签字。

4. 团队每年集中随访 2 次,试点期间为 2 092 名病情不稳定患者制订管理计划。

三、工作管理成效

自 2016 年初到 2017 年底,病情不稳定患者的管理率提高了 9 个百分点(从 91% 到 100%),规范管理率提高了 17 个百分点(从

73% 到 90%),服药率提高了 15 个百分点(从 66% 到 81%),规律服药率提高了 20 个百分点(从 55% 到 75%),残疾人证办证率提高了 34 个百分点(从 42% 到 76%)、无严重精神障碍肇事肇祸案(事)件发生。

案例 8　易肇事肇祸患者管理——管理与救治救助相结合
(陕西西安)

按照国家精神卫生综合管理试点城市建设要求,西安市原综治办会同有关部门着重从以下几个方面入手破难题、补短板,彻底解决收治难题。

一、做好顶层设计,破解收治难题

西安市原综治办会同公安、司法、民政、财政、人社、原卫生计生、残联等部门结合西安实际,坚持问题导向,在 12 次调研和座谈、3 次派人赴外地培训学习、借鉴 6 个地区做法的基础上,研究制定了《西安市易肇事肇祸严重精神障碍患者救治救助和服务管理实施办法》和定点医院收治规定等一整套文件,分别从遵循原则、适用对象、筛查登记、监护管理、救治救助、奖惩考核等方面,进一步明确各区县和市级各相关部门工作职责。通过整合救助政策,畅通救治渠道,完善"一站式"结算,落实财政专项补助等办法,彻底破解收治难题,特别是财政每年给 2 家市级定点收治医院 148 万元预算(市精神卫生中心 48 万元 / 年、市公安局安康医院 100 万元 / 年),有力实现了"政府兜底"的民生职能,为基层开展工作提供了可操作的程序和强有力的依据。

二、建立长效机制,强化筛查管控

按照市委市政府安排部署,原市综治办牵头组织协调各区县、开发区和市公安、司法、民政、财政、人社、原卫生计生、残联等职能部门,建立了西安市易肇事肇祸严重精神障碍患者救治救助和服务管理工作联席会议制度,定期交流信息、会商研判、部署任务,研究解决重大问题。各区县、开发区及街道、乡镇参照市级联席会议模式分别召开联席会议,形成三级联席会议长效机制。

每年春秋两季,原市综治办会同有关部门,按照"条块结合,以块为主"原则,由各区县、开发区和市级各大系统逐镇街、逐社区(村)、逐机关企事业单位、逐门逐户开展筛查。通过群众反映、监护人自报、调查走访、部门信息交换、逐人核实等方式全面摸清底数,建档造册,及时更新数据库。并逐人建立了由街镇干部、社区(村)干部、社区(村)民警、卫生专干、监护人组成的"五人管控小组",定期随访,做到"住知住所、行知轨迹、动知方向"。对有肇事肇祸行为和危险的疑似患者,由公安机关督促监护人送医疗机构进行诊断,监护人无能力或不送治的,由公安派出所依法送定点医院诊治。2018 年,公安机关送定点医院诊疗 66 人次,确保了患者不因疏于管理而危害自身和社会。

三、坚持督导检查,严格落实责任

为进一步落实责任,原市综治办和市考评办联合发文,将易肇事肇祸严重精神障碍患者筛查管控工作纳入社会治安综合治理工作目标责任考核,多次会同公安、民政、原卫生计生、残联等部门组成联合督查组,采取明察暗访的方式,对基层工作开展情况进行检查,确保政策落地,取得实效。对领导重视、成绩突出的单位和个人予以表彰奖励。对筛查不细致、数据更新不及时、管控不到位造成失控漏管的给予通报批评并限期整改。对发生重(特)大案事件的,按照中办、国办关于《健全落实社会治安综合治理领导责任制规定》严格追责。特别是 2018 年 7 月,西安市又将此项工作纳入全市争创"平安鼎"目标责任考核,赋予重要分值,采取部门加区县"条块结合"双重打分考核办法,提升各级各部门重视参与程度,促使责任落地,管控有力。

四、成效与反响

政策出台时,全国 140 多家媒体及网络平台予以转载宣传,特别是西安市首创"定点收治医院一站式服务,政府财政兜底结算"的办法,多地组织交流学习团到西安取经。全市社会大局稳定,未发生一起本地严重精神障碍患者重特大肇事肇祸案事件,所有筛查确诊的患者均在列管范围内。2017 年,全市共筛查登记易肇事肇祸严重精神障碍患者 1 423 人,办理医保合疗 1 373 人、残疾证 1 162 人、低收入家庭补助 506 人,享受残联门诊服药补助 832 人。

案例 9　公安信息动态管理——撤管与出库机制
(安徽芜湖、辽宁沈阳)

公安撤管机制
(安徽芜湖)

芜湖市自从作为全国精神卫生综合管理试点城市以来,经危险性评估达三级以上严重精神障碍患者 2 068 人并录入公安部门信息系统,撤管 853 人。

一、录入公安部门信息系统标准

1. 医疗卫生部门危险性评估在三级(含)以上。

2. 触犯刑法应追究刑事责任的严重精神障碍患者。

3. 违反治安管理处罚法等法律应予以行政拘留处罚的严重精神障碍患者。

凡符合上述条件的严重精神障碍患者必须有医疗卫生部门诊断证明或鉴定证明才能录入系统。

二、建立"一人一档"台账

1. 患者基础信息采集表。

2. 县(区)公安分局分管领导审批意见。

3. 患者管控责任书。

4. 卫生医疗部门的诊断书及风险评估报告。

5. 肇事肇祸记录表。

6. 司法鉴定书(有危害行为的肇事肇祸精神病患者准备)。

7. "以奖代补"协议。

三、撤管条件

对已列管建档的肇事肇祸等严重精神障碍患者,有下列情况之一的予以撤管(见下图)。

1. 患者死亡。

2. 病情稳定、危害消除、经卫生部门危险性评估在三级(不含)以下,不具有社会危险性的,经患者帮扶小组研究认为可以撤销列管的,及时予以撤销,转为关注对象。危险性评估工作在原市卫生计生部门的牵头下,原综治、公安等多部门配合,每年至少开展两次以上。

3. 已丧失肇事肇祸能力的。

4. 符合其他撤销管控条件的。

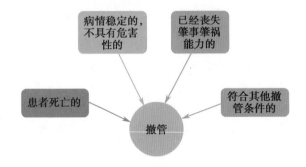

对符合撤管条件的,由派出所提出撤管意见,经派出所所长、分县局主管部门领导审批同意后,予以撤管。市级和省级监管,相关材料存档备查。删除后,系统看不到,但后台有记录。

定期评估、稳定出库机制
(辽宁沈阳)

沈阳市对严重精神障碍患者建立卫生与公安动态管理机制,实现患者动态管控。

公安与卫生部门相配合,每3个月医疗卫生机构对精神疾病患者的危险性进行风险评估,达到3级以上的严重精神障碍患者或经公安机关评估后(依据《中华人民共和国刑事诉讼法》《中华人民共和国刑法》《中华人民共和国精神卫生法》《沈阳市重性精神病人管理办法》进行评估)仍然存在肇事肇祸、轻度滋事等倾向的,由医院提供患者诊断及评估材料,通报居住地街道,并由公安机关将全部信息采集录入信息系统中进行列管。同时经医疗机构诊断不再符合列管条件的管控对象,公安机关及时将信息在系统中予以注销并删除(国家卫生库不删除,公安库删除),凸显了对严重精神障碍患者的人性化管理理念,确保了"筛查评估一个不漏、收治管控一个不少",真正实现了列管对象信息的动态化管理。

2017年7~9月,在原市综治部门协调下,卫生与公安部门进行信息交换,将公安库中列管的8 000余名患者与辽宁省严重精神障碍信息系统中在册患者进行比对,查看近2年随访记录。连续2年危险性评估为0级且病情稳定者,由精防医生出具病情评估证明,共计约3 000余人从公安库中移除,公安不再进行列管,卫生系统对其继续按照分级分类管理要求进行随访。对公安库中列管的但不在辽宁省严重精神障碍信息系统中的患者,由公安提供给卫生部门,经卫生部门诊断复核后,约100名患者符合管理条件,由社区卫生服务中心/乡镇卫生院进行建档立卡,开展随访管理。

严重精神障碍危险性评估3级以上患者信息交换单

填写单位:_____　报告人_____

患者姓名	性别	年龄	患者编号(非本地患者填身份证号)		
患者住址					
监护人姓名			监护人电话		
危险性评级			报告时间		
患者情况简要描述(包括患者的表现、症状、处置等情况)					
主要处置措施(画"√")	①现场临时性处置　②精神科门诊/急诊留观 ③精神科紧急住院　④会诊 ⑤其他:_____				
诊断					
患者来源	① 当地居住,已经纳入严重精神障碍管理治疗 ② 当地居住,没有纳入严重精神障碍管理治疗 ③ 非本地常住居民				

填报人:_____　填报时间:_____年____月____日

填报说明:

1. 此表作为严重精神障碍患者信息交换使用。

2. 此表一式三份,其中一份报告人存档,一份交本级精防机构,一份与公安机关进行信息共享。

沈阳市严重精神障碍管理困难患者信息通报单

报告单位：_____（加盖单位公章） 报告人：_____ 报告时间：_____

患者姓名	身份证号码	性别	年龄
患者户籍地详细地址			
患者居住地详细地址			
监护人姓名		监护人手机	
诊断结果		危险性等级评估	
患者情况简要描述（包括患者的表现、症状、处置等情况）			
通报街道名称		（加盖单位公章）	
街道接收人		联系方式	
通报社区名称及接收人		联系方式	

填表说明：

1. 此通报单用于沈阳市基层医疗机构及时将在库的不符合"危险性评估三级及以上"但存在以下情况（①拒绝随访或拒绝面访达半年以上；②患者走失、失去联系或离开辖区拒绝告知去向；③人户分离、迁居他处、外地务工或上学；④病情不稳定）的高风险严重精神障碍患者的信息及时通报患者居住地街道，并由街道组织辖区派出所和社区综治网格员对患者进行共同管理。

2. 此表一式两联，一联报告单位存档，二联患者居住地街道存档。

第四节 联合督导考核，携手推进服务

案例 10 追踪督导——问题在哪，联合督导就到哪
（北京海淀）

为深入推进海淀区精神卫生综合管理试点工作，促进各成员单位间的相互沟通与协调，加强资源整合，及时发现和解决试点工作中

存在的重难点问题,海淀区探索建立了联席例会制度、督导考核机制,并不断加大绩效考核力度,有效提升了精神卫生工作水平。

一、联席例会制度

联席例会参会人员包括海淀区精神卫生综合管理工作领导小组成员单位,及根据会议内容邀请其他人员。主要职责包括:研究海淀区精神卫生综合管理计划安排,拟定落实试点工作的任务事项及重大措施,督促各成员单位落实各项工作部署,统筹协调相关部门分工以及加强监督管理,促进精神卫生综合管理工作的有序开展等。

例会根据会议内容和要求分为领导小组工作会和领导小组办公室工作会。领导小组工作会原则上每半年组织召开1~2次;领导小组办公室工作会原则上每年召开4次,确因工作需要,可临时召开全体会议或部分成员单位的专题会议或协调会。

同时,各成员单位要互通信息,相互配合、相互支持,形成合力,充分发挥联席例会的作用。各成员单位按照职责分工,应主动研究开展精神卫生工作中的有关问题,积极参加领导小组及小组办公室会议,及时向牵头单位提出会议议题,认真落实会议确定的工作任务和议定事项。会议召开前,由领导小组办公室以书面形式通知各成员单位参会,各成员单位根据通知安排相关人员参会并准备会议材料。会议以会议纪要的形式确认会议议定事项,并印发给各成员单位按照部门职能分工贯彻落实。会议日常管理相关的文件,以领导小组办公室名义印发。

二、联合督导考核

试点工作开展以来,海淀区成立了由七个核心委办局组成的联合督导小组,每年对街镇开展两次督导考核,同时建立约谈与挂牌督办机制,夯实基层精神卫生服务。

督导考核覆盖了全区 29 个街镇(包括 22 个街道办事处和 7 个镇政府),参与督导考核的部门(人员)包括原区卫生计生委、原综治办、公安海淀分局、民政局、人社局、残联、财政局等部门主管领导和相关工作负责人。由原区综治办和原区卫生计生委牵头实施,对全区 29 个街镇开展联合督导考核。

具体做法如下:

一是制订督导方案,开展七部门联合督导。印发《海淀区精神卫生综合管理工作要点》,根据重点任务修订考核指标,出台《海淀区精神卫生综合管理工作联合督导方案》,及时了解试点工作进展,指导和帮助各单位解决问题。督导内容主要包括街镇精神卫生综合管理体系与机制建设情况,救治救助、应急处置、监护人补贴、免费服药、社区康复等重点专项工作落实情况,报告患病率及各项管理指标等方面内容。

二是加大考核力度,强调精神卫生工作重要性。原区综治办对街镇精神卫生综合管理工作的考核分值逐年增长,试点工作开展以前考核分值仅为 0.5 分,2015 年试点启动时增至 3.5 分,2016 年再增至 4.5 分,并加大报告患病率、监护人补贴申领率、免费服药覆盖率等重点工作的分值占比,条理清晰、重点突出。

三是解读督导方案,确保重点工作扎实推进。积极组织召开街镇精神卫生综合管理试点工作培训会。培训对象包括街镇精神卫生综合管理领导小组负责人、残联专干、民政专干和卫生总监等,由原区卫生计生委、原综治办、公安海淀分局、民政局、残联、财政局、人力社保局等单位分别对精神卫生综合管理工作督导考核指标进行解读,结合试点工作方案提出具体要求。

四是重视日常走访督导,部署工作细致到位。领导小组办公室统一部署对街道进行专人专组定点帮扶,旨在强化日常督导,将精神卫生综合管理工作做实、做细、做好。

五是建立约谈督办机制,抓落实促实效。针对重点任务、重点指标问责问效,对未达标的单位组织集中督导、集中培训,请工作推进好的单位进行经验交流,督促相关单位结合实际研究解决方案,以约谈促落实,以督办促深化,确保各项措施落到实处。

针对精神卫生综合管理工作履职不到位的部门,召开现场督办会,即对在工作中存在不足的单位召开现场督办会议,帮助其对标对表、找准差距、立行立改。自试点工作开展以来,多次在街镇、社区卫生服务中心召开部门督办会议,重点解决基层单位的患病报告提升、监护人补贴申领政策落实、重大节假日保障等工作。通过召开现场督办会议,以"一盘棋"的思想抓推进、促落实,帮助各部门找准着力点、提升工作效率,从而促进全区精神卫生综合管理的整体推进。

三、取得成效

(一)管理体系与机制日益健全

联席例会制度的建立,加强了精神卫生综合管理工作的计划性、周密性,提高了工作效率,通过定时召开例会,实现了各部门之间工作的有效衔接,加强了部门间的协调配合,促进了部门资源整合。同时,增加例会频次,针对现阶段的突出问题,召开现场会议,切实解决重难点问题。通过建立督导考核机制,加大原综治考核力度,实现了管理工作的全面覆盖。29家街镇均成立了街镇精神卫生综合管理小组,100%居村委会成立严重精神障碍患者监护管理小组,形成了"横向到边,纵向到底"的工作体系,全区精神卫生综合管理工作实现零死角、全覆盖。全部街镇都建立了信息共享机制、信息报送机制、例会督导培训机制、应急处置机制。

(二) 管理水平不断提升

2018 年底,报告患病率 3.44‰(较 2014 年底的 1.80‰ 增长了 91.11%),在册患者规范管理率 91.11%(较 2014 年底的 65.53% 增长了 39.04%),在册患者规律服药率 75.56%,患者面访率 80.79%,精神分裂症患者服药率 86.56%,免费服药政策惠及率 62.28%,患者监护人看护补贴申请率 90.34%,各项指标显著提升。

案例 11 落实综治责任制——扣分、否决与督办
(宁夏银川)

试点前,银川市具体工作中多部门合作机制不健全,存在各自为营、原卫生计生部门单兵作战的现象。银川市县两级党委、政府高度重视精神卫生综合管理试点工作,成立了由政府分管领导为组长,原综治、公安、民政、人社、残联、原卫生计生等相关部门负责人为成员的精神卫生综合管理试点工作领导小组,制订了工作方案,明确了各县(市、区)政府和相关部门的工作职责及任务分工。原综治部门将加强严重精神障碍患者服务管理纳入全市社会治安综合治理绩效考核中,对因工作重视不够、筛查不细、存在社会治安隐患的,进行通报;对因管理管控措施落实不到位,管控不力,发生一般性肇事肇祸案(事)件的,进行约谈并挂牌督办;对因疏于管理,发生失管、漏管、脱管,造成严重肇事肇祸案(事)件的,依法实行一票否决制。

2016 年,因未有效建立精神卫生日间照护中心,对民政局、残联进行扣分;2017 年,因发生肇事肇祸案事件,对贺兰县进行挂牌整治;2017 年,因报告患病率、规范管理率不达标、社区康复不规范,对兴庆区、西夏区等六个县(市、区)进行扣分。通过一票否决、挂牌督办等一系列措施和原综治责任制的落实,银川市严重精神障碍患者报告患病率、规范管理率、治疗率、个案管理人数均得到了提高。严重精神障碍患者获得

了更加优质便捷的服务,银川市精神卫生综合管理试点工作取得了重大进步,整体面貌焕然一新。截至 2018 年底,全市严重精神障碍报告患病率较试点前的不到 2‰ 提高到 3.98‰;治疗率由试点前的 14.14%上升到 80.34%,规律服药率达 55.17%;落实"以奖代补"1 094 人,奖补总金额达 233.365 万元。对有肇事肇祸行为及倾向的高危患者 100%实行个案管理,实现了严重精神障碍患者网格化管理,做到"应治尽治、应管尽管、应收尽收",切实提高严重精神障碍患者管理服务质量,防范重大肇事肇祸事件发生,为社会和谐稳定提供了保障。

第五节 专家点评

郭 岩

(北京大学公共卫生学院教授)

精神卫生问题不仅仅是严重的公共卫生问题,也是严重的社会问题。随着社会经济的发展和社会转型,中国的精神卫生问题越来越突出,而严重精神障碍患者的管理又是精神卫生工作中的重点和难点问题。为了解决这一问题,2015 年 6 月,国家卫生计生委、中央综治办、公安部、民政部、人力资源和社会保障部、中国残联联合发文启动了"全国精神卫生综合管理试点"工作。三年的实践表明,试点取得了如期的效果,无论是各项工作指标和具体的服务指标都证实了这一点。"全国精神卫生综合管理试点"是将健康融入所有政策在中国的最佳实践。

首先,"全国精神卫生综合管理试点"主题就体现了将精神卫生融入所有政策的思想。在试点中,各个部门联合制订计划、制定政策策略、制定工作机制、具体落实工作计划、联合督导、信息共享等,这些不仅为精神卫生、而且为将健康融入所有政策的一些领域做出了有益的探索。其次,通过案例,我们看到在试点中,各个部门不仅在严重精神障碍患者的服药和及时住院治疗方面密切合作,而且在解决患者的生活困难方面全力支持,真正体现了以人为本的思想。同时,在试点的实施过程中,我们可以看到不同地区都有很多创新,如将"互联网+"引入精神卫生管理之中等。

希望在未来的工作中,各个部门能把这样一个工作机制保持并不断完善,并将这一工作机制应用到其他促进人民健康的领域。

王向群
(北京大学第六医院党委书记)

全国精神卫生综合管理试点工作在组织管理方面取得了宝贵的可供借鉴的经验。试点地区党委政府的高度重视是实现"综合管理"的首要保障,原综治(政法)、卫生双牵头,多个行政部门深度参与,党委政府充分发挥"一票否决"指挥棒的作用,真正实现多部门"齐抓共管",终结了卫生部门"单打独斗"的局面。在试点过程中,国家层面的顶层设计发挥了关键作用,国家卫生健康委疾控局提出 2015 年"六个一"、2016 年"八个必须"、2017 年"八个落实"等年度任务,为试点地区工作的推进制定了一个清晰明了的底线。国家六部委共同成立试点工作专家指导组,为试点工作有效推进提供有力专业保障,专家组涵盖精神卫生、公共卫生、社会安全、社区康复、福利保障、医保政策等多个专业领域,采取分片包干、对口帮扶的技术支持模式,对试点地区进行点对点技术指导和理念传播,并帮助试点地区创新工作模式和梳理总结工作经验。

在国家层面的带领和推动下,各试点地区也都在综合管理方面做出了很多具有地方特色的创新。这些多层次、多举措的协作沟通、综合服务值得更进一步在全国大力推广。

第二章
救治救助篇

故事 2：老李的难心事——药，吃上为什么这么难？

五年前，我娃从镇上办事回来，突然觉得村里人看他的眼神都不一样了，他变得疑神疑鬼的，以前那么活蹦乱跳的一个孩子，现在却整天把自己关在屋子里，说有人要害他。我们都以为他中邪了，请了神婆来驱邪。可他病情不仅一点没好转，反而更厉害了。那年过年，差点把邻居一家烧死在屋里。可我们这个地方太偏了，四周都是大山，取个快递都得走五十里路，县城又没有这样的医院，到市里得两百多公里，他这么闹，我怎么带他去呀！

可我是真怕了，村里人也怕他再闯祸，合计着过年大家都在，就让几个年轻人送他到市里医院去看病。在医院里住了两个月，娃的病减轻多了。出院时，医生叮嘱我规律服药很重要，一定要带孩子来复诊取药。我心里直嘀咕，且不说家里穷得叮当响，吃不起药。单来回带着他到市里取药，也难办得紧呀！我心想着等等看吧，要是他不再犯病了，不吃药也不打紧吧。

可谁知半年后，他又开始闹腾了，没办法，我不得不拿出仅剩的一点积蓄，带着他上路。路上，他往山下冲，我为了抓住他，整条腿撞在了石头上，后来还是有人看到了才把我俩弄回家的。为了省钱，只是请村医给简单包扎了下，可是我的左腿，却再也不能走远路了。

后来,怕他再在外面闯祸,我和他妈把他关在了我家旁边的小屋里。我和他妈的心呐,像针扎一样疼! 可是实在没办法呀,要是有政策能让我们看得起病,买得到药,谁又愿意把孩子关起来呢?

存在问题:

严重精神障碍患者家庭经济负担重,就医频繁,一些偏远山区的患者因为路途遥远,交通成本高昂,就近不能取药,加之家庭本身就很贫困,从而放弃就医,导致病情恶化甚至出现冲动伤人行为。各部门的救治救助政策往往"单打独斗",患者就诊后,为获得相关部门的救助经常需要在多个部门之间奔波办理各种手续,费时又费力。政策的碎片化严重影响了服务的可及性和便利性。

第一节　救治救助成效

试点工作中要求各地原综治、卫生健康、人力资源社会保障、民政、残联等多部门联动起来,整合各种救治救助政策,解决政策碎片化、部门化问题,有效减轻患者经济负担,大幅降低贫困患者自付比例;同时要求各地积极探索更加便捷的就医、取药、报销方式,提高服务可及性、便利性。

三年来,试点地区有机整合基本医保、大病保险、医疗救助、财政补助等救治救助政策,有效提高了保障水平,95%的试点地区贫困患者门诊自付比例低于10%,100%的试点地区贫困患者住院自付比例低于10%,还有55%的试点地区非贫困患者的住院治疗自付比例不高于10%。同时,试点地区积极探索扩大救治救助政策覆盖面的可行性,75%的试点地区将患者救治救助政策扩大到非户籍常住人口,提升了患者获得感,也提高了常住人口的治疗率和管理率。在政策整合的基础上,试点地区进一步探索信息自动审核、远程医疗、基层配药、医生坐诊等服务模式,在精神卫生医疗机构或基层医疗卫生机构实行"一站式"结算服务,简化患者报销流程,实现即时结报,提高就医便利性,初步实现了"信息(服务)多跑路,群众少跑腿",极大地提升了患者获得感。40个试点地区均在市级至少有一家精神卫生医疗机构实现了"一站式"结算服务,覆盖住院和门诊患者。21个试点地区在不少于80%的县(市、区、旗)中实现了辖区内精神卫生医疗机构"一站式"结算服务。

第二节 救治救助政策突破,解决经济困难

案例12 新农合全报销＋基层小药库,
解决少医无药路途远问题
(贵州六盘水)

一、概述

贵州省六盘水市农村户籍人口约占总人口的 77.46%,严重精神障碍患者多为新农合参保者且居家治疗。为减轻严重精神障碍患者就医经济负担重、交通成本高的困难,贵州六盘水市实行严重精神障碍患者新农合门诊基药全报销,并动员基层精防人员对居家新农合严重精神障碍患者试行"精神病院专科医生—乡镇卫生院精防医生—村卫生室医生"共同管理、治疗,构建由精神卫生防治技术管理机构、精神卫生医疗机构与基层医疗机构等组成严重精神障碍管理治疗网络,提升患者治疗依从性、治疗率和规范治疗率,稳定患者病情,进一步降低严重精神障碍患者肇事肇祸事件的

发生。截至 2018 年底,国家严重精神障碍信息系统显示全市在册患者 13 304 例,报告患病率 4.58‰,管理率 91.65%,规范管理率 86.56%,服药率 79.18%,规律服药率 41.96%;较 2014 年底在册患者人数增加了 4 881 例,报告患病率增幅 56.85%,管理率增幅 18.92%,服药率增幅 275.26%。

二、具体做法

(一) 扩大医疗补偿和救助范围,提高报销比例,解决看病贵

2016 年以来,六盘水市将精神疾病纳入了基本医疗保险、大病医疗保险、残疾医疗补助、民政医疗救助等救治救助政策体系,成功搭建信息化网络"一站式"平台。将辖区确诊的精神疾病(含六类严重精神障碍)纳入门诊、住院报销范围,新农合相关工作于 2016 年实际开展;社会医疗保险相关文件于 2018 年下发、2019 年 5 月正式开展。在全省率先试行辖区内确诊严重精神障碍患者在市内所有县(市、特区、区)的新农合定点医疗机构(精神专科医院、二级及以上的综合医院)均可享受(新农合用药目录范围)门诊补偿(医药费用不设起付线、不设封顶线,无论医院级别实行 100% 全额报销补偿);住院救治救助(住院费用自费部分不高于 10%)等优惠政策。对家庭经济困难、肇事肇祸等精神障碍患者参加基本医疗保险的,个人缴费部分由医疗救助基金全额资助。以上救助对象合规住院费的个人自付部分(含基本医疗保险起付标准),由医疗救助基金在年度基本住院最高救助限额内按 70% 的比例给予救助。

(二) 转变服务理念,精准服务,解决就医难

2016 年是试点发展关键之年,六盘水市围绕严重精神障碍患者服药存在治疗费用和交通费用负担重问题,转变精神卫生服务理念,

通过探索一套适合基层实际的精神疾病综合管理模式——对居家新农合患者试行"精神卫生医疗机构-乡镇(社区)卫生院-村卫生室"共同综合管理、治疗模式,精准服务患者及家属,更好地推动基层精神卫生事业发展,充分发挥精神卫生公共职能,形成具有自身特色的精神卫生服务本土模式。

1. 深入基层调研,设置流程与方案

一是重点围绕服药患者当前精神症状、经济收入、服药依从性等核心问题,开展了3轮省、市、县三级联合调研摸排,及时掌握存在的问题和挑战。

二是多次召开多部门专题座谈、联席会议,在会商中进行了广泛地征求意见、信息沟通和数据共享,并根据实际情况,共同解决了患者信息摸底排查、药物领取流程、药物使用情况跟踪、患者服药指导及药物不良反应处理等一系列具体问题,确保各环节衔接顺畅。

三是在深入细致做好调研摸底工作的基础上,市级各部门和精神卫生专家再次召开专题研讨会,进一步充实问题清单,明确管理模式的方向和思路。

四是市项目办综合各方意见及建议,拿出了可行性较强的服药流程及方案。同时,专门规范了有关领取免费药品的一套表格,把责任细化到人,务必做到底数清、数字准、情况明。

2. 多部门联动,携手"一站式服务"

一是全面摸底。村医、网格员、派出所民警等关爱帮扶小组成员"撒网式"摸底。调查核实居家新农合严重精神障碍患者基础信息,包括患者疾病诊断、监护人、监护协议、医疗保险、随访评估等情况,形成一人一册的清单式台账。

二是全面治疗。乡镇加注的精神科医生、精防人员等综合管理小组成员审核、记录、汇总患者服药详细信息,包括服药人数、服药个案记录等服药清单;分片包干医生可采取远程医疗、入户面访、门诊随访或"精防日"活动为服药患者调整治疗方案或指导、带教加注医师进行服药方案调整。此举贴近患者及家属的需求,为居家患者创造便捷、有序的服药环境,保障药品的及时供应及安全使用。

三是全面管理。市、县、乡、村各部门精神卫生工作人员信息互通互享,实时监控患者服药情况、服药护理情况,同时充分发挥患者家属监护作用,及时反馈患者的病情、服药情况、药物疗效以及肇事肇祸情况,对发生药物不良反应等应急情况,开通绿色通道,及时处置。

3. 探索基层"小药库",解决看病远难题 市、县、乡卫生系统多次联合送医送药入村入户,开展一系列惠民活动,但仍未能有效解决群众"看病远"的根本问题。如何"让数据多跑路,患者少奔波",市项目办再次不断规范、优化取药流程,在基层设立"小药库",专人专柜代管抗精神病药品,拓宽领取渠道,药品发放有效"提速"。这些措施让患者及家属时时处处感到方便、及时、优质、舒心,患者享受到了连续的、全方位、独有的特色服务(见首次领取免费药品流程图)。

附:六盘水市严重精神障碍患者管理服药职责图

专科医院医生:
（1）指导乡镇卫生院精防医生掌握常见精神疾病症状识别、药物服用及常见情况处理。
（2）及时处理乡镇卫生院精防医生处理不了的上报的精神疾病患者病情。
（3）负责所分片包干乡镇精神疾病患者药物开具并做好登记、网报等工作。
（4）做好线索患者的诊断复核。应住院治疗者尽可能收入院治疗，经治疗病情稳定后按相关要求转回社区。
（5）每个季度到所分片包干乡镇进行复诊、药物调整1次。以集中、重点培训等方式，每年对所包干的乡镇（社区）相关人员至少组织1次业务培训。

乡镇（社区）卫生院转岗医生:
（1）以村为单位，整理已参保参合的在管患者名单。每月到其分片包干的专科医院领取精神疾病患者次月所需药物（携带复诊表、药物需求表、委托书）。
（2）填写药物发放登记表、药物需求表、委托书。
（3）将药品以村为单位，按每位患者的药物需求发给村医。
（4）做好管理、网报、药物存储、药物发放、随访、体检、线索报告等工作。
（5）指导村医填写复诊表并签字。
（6）及时处理村医处理不了的问题，处理不了的及时向综合管理小组及其分片包干的专科医院和县级精防机构报告。
（7）根据情况及相关要求对所辖乡镇精神疾病患者进行康复训练。
（8）其他事项按相关要求开展。

村卫生室医生:
（1）掌握所辖村内精神疾病患者情况。
（2）每月填写复诊表、药物发放一览表、药物使用汇总表、委托书，并上报卫生院。将下个月药品用量提前7天报卫生院。
（3）每月到卫生院领取所辖精神疾病患者药物，并在药物需求表上签字。按药物使用要求将药物发给患者或家属，同时填写药物发放登记表和一览表，并嘱领药人签字、按手印。
（4）指导患者及家属按服药方法、剂量、时间服药，如有药物不良反应、治疗效果不佳等情况及时上报乡镇卫生院。
（5）每月对精神疾病患者至少随访1次，异常情况及时处理，第一时间向卫生院、关爱帮扶小组报告。
（6）做好可疑精神疾病患者线索报告。

患者家属:
（1）密切观察患者服药情况，如果有药物不良反应、服药情况不佳及时报告村医。
（2）保管好药品，定时督促患者按剂量服药。
（3）提前3天到村卫生室领药。

(三) 落实政策宣传,切实惠及患者和家庭

普及精神卫生知识,增进公众对精神疾病的了解,消除歧视以及病耻感,打破患者及家属传统守旧思想。深入开展"送政策""送服务"进社区、进家庭活动,做到"一站式""有奖监护"等政策入心入脑,切实惠及患者和家庭。

(四) 寻找身边"典型",传播"有温度"的服务

寻找、培养、拓展身边较好"典型"案例,突出农村"家"文化优势,与患者家属建立良好的关系,传播精神卫生多元服务正能量。

该模式运行之后,解决了以往服药成本高、覆盖面小等难题,及时获取更多患者家庭心声,患者及家属积极参与和配合服务,主动要求纳入社区管理,对基层精神疾病防治工作起到极大的促进作用。

附:首次领取免费药品流程图

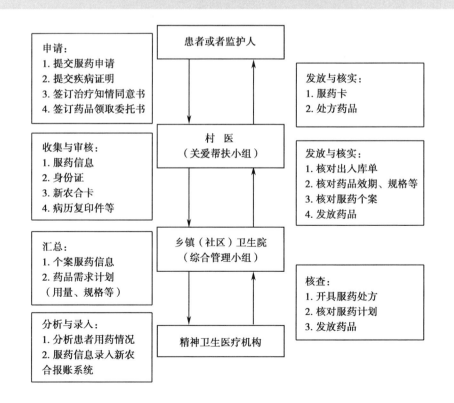

案例 13 克服财政困难，精细测算，确保患者门诊服药
（山西运城）

山西省原卫生计生委为推进严重精神障碍患者治疗工作，沟通医保部门将严重精神障碍纳入特殊病种大额门诊保障范围，新农合患者门诊报销比例由 50% 提高到 75%，并要求运城市的报销标准不能低于全省。运城市克服财政资金不足的问题，市人社局精细测算出台政策：在山西省严重精神障碍信息管理系统登记的患者，均可享受每年 2 160 元门诊用药补偿，确保患者服用二代抗精神病药物的自付比例不超过 10%（按每人每月 200 元药物费用测算，一年共 2 400 元，按补偿比例 90% 测算需人均补偿 2 160 元）。万荣县为了进一步方便患者，对全县录入"山西省严重精神障碍信息管理系统"需长期服药的在管患者，不需要开具证明，全部给予门诊用药补偿；对当月录入系统的新发现患者，次月即可享受门诊用药补偿。试点前许多患者无钱医治的问题得到了初步解决，人民群众得到实惠，也取得了良好的社会效益，精神卫生试点工作深入人心。

案例 14 精神残疾患者独立施保或单独立户
（浙江宁波、山西运城）

一、浙江宁波市

对没有就业能力或家庭经济困难的精神残疾人实施独立施保，改善其生活条件，强化精神残疾人权益保障，促进精神残疾人共享社会经济发展成果。

（一）具体做法

一是纳入家庭人均收入低于低保标准 1.5 倍以内的一、二级精

神（智力）残疾人。二是纳入本人按规定核定的收入低于低保标准的成年三、四级及以上精神（智力）残疾人。其中家庭经济状况认定按照《市社会救助家庭经济状况认定办法》执行，财产认定限于残疾人本人及配偶名下家庭财产，收入认定应计算子女赡养费、父母抚养费、配偶抚养费。赡养费原则上按赡养人的家庭收入扣减其家庭成员人均当地同期最低生活保障标准的 3 倍后推算；父母对成年精神残疾人的费用原则上按父母收入扣减当地人均可支配收入后推算。

（二）成效

2016 年以来已有 4 786 位精神残疾人按照单人户纳入低保范围，享受 742~885 元 / 月的专项救助生活保障金。这项政策实施在一定程度上保障了贫困精神残疾人的基本生活水平，也减轻家人的生活压力，产生了很好的社会效益，为实现"决不让一个残疾人掉队"奠定基础。

二、山西运城市

在试点工作之前，部分评定为精神残疾 1~2 级的精神障碍患者因与家庭成员生活在一起，未能达到民政部门城乡低保或特困供养人员标准，无法获得相应补助。但这部分人长期患病，家人对其管理不周，得不到规范治疗，导致病情逐步恶化，肇事肇祸事件时有发生；有的虽然勉强住院治疗，却长期拖欠医院治疗费用，既影响正常治疗，也不利于社会的和谐稳定。

试点工作期间，运城市各县级民政部门积极探索创新，深化精神残疾人的救治救助工作。对精神残疾 1~2 级的患者，凡因在大家庭生活未能享受城乡低保或特困供养的，可以单独立户，然后作为城乡低保或特困供养人员，享受其救助待遇。做到了应保尽保。

第三节 缩短就诊取药路程，提高服务可及性

案例 15 远程会诊，"面见"医生
（内蒙古呼伦贝尔）

一、概述

呼伦贝尔市经济较落后，地广人稀，交通不便，又缺乏精神科专业人员，各旗（市、区）的精神疾病患者看病成为了一大难题。为了方便边远地区患者初步诊断，节约时间及时进行应急处置、调整用药等，2016 年 10 月开始，呼伦贝尔市精神卫生中心陆续与各旗市区精神卫生防治社区康复站、综合医院精神科、社区卫生服务中心及乡镇卫生院等合作开通了远程会诊工作，安装了远程会诊设备，截至 2017 年底已经达到 84 家。呼伦贝尔市精神卫生中心专家定期进行远程会诊、康复指导、培训等工作。

二、具体做法

各旗（市、区）远程会诊地点下发远程康复会诊时间表。旗（市、区）精防人员提前上报本周需要远程会诊人数、远程会诊个人信息表、指导内容等。由旗（市、区）精防机构管理员汇总报送精神卫生中心社会工作科工作人员。社会工作科工作人员负责联系精神科专家按时开展工作并做好记录。

三、资金投入

呼伦贝尔市利用精神卫生综合管理试点经费进行康复站建设和

远程会诊软硬件设备采购、安装。有新建康复站的,建站费用和设备采购费用约 4 万元 / 家;仅在乡镇卫生院、社区卫生服务中心等处增设远程会诊设备的,仅有软硬件设备采购安装的费用,约为 1.5 万元 / 家。

　　远程会诊的开展为路途遥远交通不便、专科医疗机构缺乏的地区提供了医疗服务,极大程度上方便了患者,方便了工作人员,让严重精神障碍患者得到及时、精准的诊断、治疗,扩大了治疗、管理覆盖面和可及性。

附:呼伦贝尔市远程会诊流程图

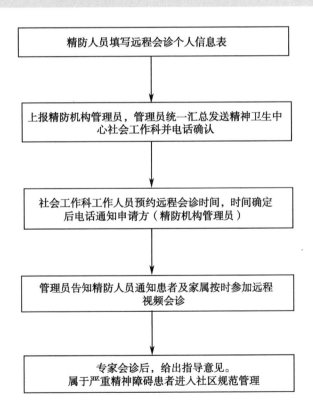

案例 16　您看病我报销，全市医院任您挑

（北京朝阳）

北京市 2013 年开始实施门诊免费服务政策，随着 3 年试点工作的推进，在免费药品目录范围、救治对象范围、经费垫付机构等方面，各区县和市级层面均进行了有益探索并有所突破，且各个区县各有特点。

北京朝阳区为进一步完善贫困精神障碍的医疗救助机制，2016年对《贫困重性精神病人精神科诊疗费用补助方案》，2018 年对《朝阳区门诊使用免费基本药品治疗严重精神障碍管理办法（试行）》进行了重新修订，更好地整合了相关救治救助政策，对朝阳区户籍、已登记建档且贫困的患者，在医疗保险和医疗救助后的自付部分进行一定范围的门诊和住院费用补助，扩大了免费药品目录范围、救治范围，以及垫付机构，与患者属地管理一致，方便患者就近享受免费服药政策并直接开取免费药品，进一步减轻经济负担；同时患者也可自行在全市所有精神卫生医疗机构就诊取药，持收据回朝阳区进行报销。朝阳区在免费服药政策的制定中，以患者为中心，确保实现对患者"您看病我报销，全市医院任您挑"的贴心服务。

北京海淀区主要采取"基层配送"的形式，由社区卫生服务中心精防医生根据患者提供的半年以内的正规处方统计辖区管理患者的服药情况（药品种类、剂型、用量等），报送海淀区精防院，由其统一为每个社区装箱药品，患者和家属直接在社区取药，对部分难以出门的患者，精防医生还会送药上门；又如北京密云区，患者直接在密云区精防院取药，个别路途遥远的由精防医生代为取药，费用由精防院直接跟区财政结算。北京的免费服药政策可以大致概括为实报实销、基层配送、定点取药 3 种模式，而往往各个区县是 2 种甚至 3 种模式的结合。

附:北京市朝阳区精神障碍患者门诊免费服药流程图

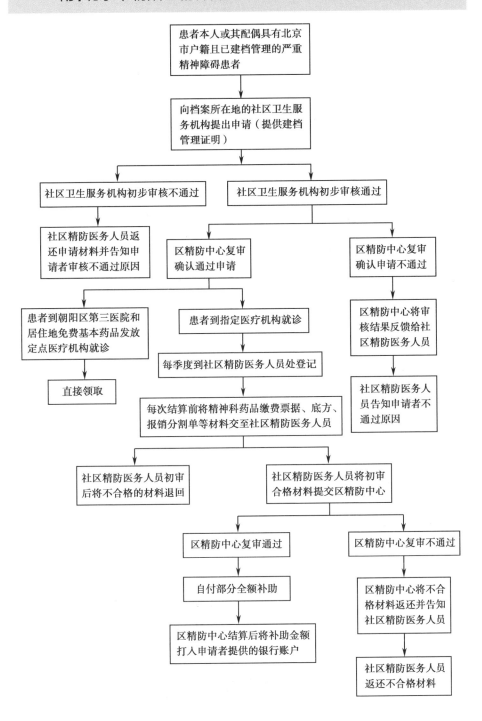

案例 17 基层免费药品配送 + 互联网诊疗

（四川绵阳、新疆乌鲁木齐）

一、四川绵阳市

在医疗保险补偿政策保障的基础上，对居家患者开展免费药物治疗且配送到基层的服务，利用互联网技术和区域联盟的力量做技术补充，大大提升了严重精神障碍管理治疗质量。

绵阳市精神卫生中心与基层医疗单位建立心身医学联盟，在市精神卫生中心开设网络门诊，把精神科门诊延伸到各个有需求的医疗机构及药房，解决精神卫生资源分布不均、专业技术指导和患者就医困难的问题，保障治疗安全。以试点先行，在绵阳市游仙区开展抗精神病药物免费配送到乡镇卫生院的工作。2016 年下半年全市在管的新农合参保严重精神障碍患者全面推行免费药物配送工作。2018 年开始，免费药物配送工作惠及所有在管城乡居民医保患者。以上举措解决了严重精神障碍患者治疗服务半径长，交通不便利等问题，极大地提升患者社区管理的效果，切实减轻了患者家庭经济负担，提高了患者服药率和严重精神障碍患者管理治疗质量，减少了患者病情复发，提升了患者及家属服务满意度。

二、新疆乌鲁木齐市

为解决全市精神卫生资源不足和分布不均、路途遥远患者吃不上药的问题，依托精神卫生医疗机构，我市建立精神科执业医师对口支援社区卫生服务中心（乡镇卫生院）的工作制度，每月确定一天为"精神卫生防治日"即"精防日"，集中为该辖区严重精神障碍患者提供心理健康讲座、复核诊断、治疗与康复效果评估、社区康复（家庭康复）指导、建立双向转诊绿色通道等工作。同时,实现抗精神病药物下基层,由精神科医师开具处方,患者在自己社区的社区卫生服务中心或乡镇卫生院利用"精防日"进行复诊和拿药,方便了患者,节省了经费。

第四节　信息整合,一站式结算

案例 18　信息多跑路,群众少跑腿
（浙江宁波）

一、概述

浙江宁波市整合多个部门间医疗保障和救助资源,建立多渠道、多层面的严重精神障碍患者救治救助保障机制,在救助途径上实现"医保先报、民政救助、残联补助、慈善扶助"的一站式医疗救助模式,并覆盖了所有精神专科医院(市本级 3 家,县级 4 家),10 个区县(市)的 76 个街道(乡镇)社区卫生服务中心,为 13 986 名患者提供了门诊服药和住院医疗补助"一站式"结算。患者在社区看病也能享受到与大医院一样的特殊病种报销待遇和有关部门医疗救助,服务的便利性大大提高了患者的治疗依从性,也极大地减轻了患者医疗负担。"一站式服务"实施后,严重精神障碍患者二代抗精神病药使用率由试点前的29.6% 提高到 2017 年的 76.8%,服药率提高到 72.2% 以上;患者及其家属满意度均显著提高,从 2012 年的 75% 提高到 2017 年的 95% 以上。

二、主要做法

(一) 设立"专人、专线、专柜"一站式服务点

精神专科医院把门诊医生工作站延伸至社区卫生服务中心,在

社区卫生服务中心开设精神科。

专人，即精神专科医院的精神科医生每月或每周利用半天时间到社区坐诊，开展诊疗及专家门诊预约、会诊、转诊等服务。

专线，即依托卫生专网，以医院信息系统为核心，与社区卫生服务中心信息系统无缝连接；由专科医院开发即时结报系统软件，在医保平台上搭建补助结算平台（设定残联、慈善个人救助账户补助金额，以居民身份证号为唯一识别号，与医保卡衔接，实现救助资金在定点医疗机构同步结算），平台的管理终端设在各级精卫办，操作终端设在定点医疗机构，患者就医时在定点医院或社区卫生服务中心能同步享受救助资金结算的服务；结报系统主要内容有患者基本信息、救助费用（虚拟注入每卡 1 000 元，医疗机构每半年按实际支出向救助部门结算）、查询等功能。还有部分区县由残联牵头开发即时结算系统，覆盖辖区所有社区卫生服务中心，由基层加注精神科医生在各网点进入社区卫生服务中心医生工作站，为社区在管的严重精神障碍患者开展诊疗服务。

专柜，即社区卫生服务中心开设精神科药物专柜。

（二）在救助资金结算方面实现"一站式"

1. 一站式结算系统的基本功能

（1）录入和更新享受医疗救助和持残疾证的患者基本信息。

（2）自动识别并显示患者是否享受民政、残联或慈善救助。

（3）显示患者所享受救助政策相应的救助金额及剩余金额。

（4）根据患者享受的救助政策，对医疗费用进行自动计算和减免。

（5）能直观、随时观测到患者救助资金使用情况，便于医疗机构和民政、残联等部门了解患者的就医和服药情况，并及时随访。

2. 结算流程

（1）患者在挂号窗口出示社保卡，进入结算流程。

（2）结算人员通过刷取患者社保卡自动进入医保结算平台,计算机自动读取患者享受基本医疗保险、民政、残联和／或慈善救助条件的相关信息,自动即时扣除相应医疗费用,然后患者在专柜取药,救治救助"一站式"服务完成。

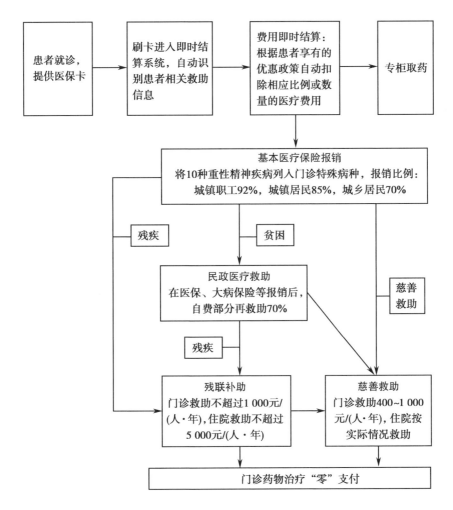

3. **结算次序** ①基本医疗保险,即职工（城镇或城乡居民）医疗保险;②民政医疗救助;③残联和／或慈善补助。各类救助患者在社区刷医保卡即可进入即时结报系统,医疗费用经医保报销后的自理部分,直接在医疗救助账户中扣除。

4. 资金支出

(1)各区县结算平台软件模块的开发费用约2万元,后期维护费0.5万元/年。

(2)各区县在基层医疗卫生服务机构开设专门的结算窗口所需硬件配置的支出,如电脑、读卡器、办公桌椅、药柜等,共约2万元,后期支出主要用于网络租赁费、药物配送交通费等运营经费。

5. 资金来源 宁波市救治救助一站式服务中的网络改造、软件开发及硬件设施由各级原卫生计生委或残联部门负责,经费由各级财政或残联部门列支;民政医疗救助系统已与医保平台对接,由民政部门建设完成;患者救助费用由医疗机构定期直接与民政、残联和慈善等相关部门结算。

案例 19 五大保障,一站实现
(江西九江)

江西九江市有效整合资源,人社、扶贫、民政、残联、原卫生计生等部门建立季度协调机制,分析有关问题,研究解决办法,通过加强城乡居民基本医疗保险、大病保险、医疗补充保险、民政医疗救助和政府兜底保障的有效衔接,精准核定各类医疗救助保障对象,实现患者"一站式"享受"五大保障线"服务,严重精神障碍患者门诊和住院医疗费平均自付比例最终不超过10%。

一、部门职责分工

1. 人社部门负责建立城乡居民医疗保险一站式结算信息系统,监督一站式结算工作落实,并牵头做好有关协调工作。

2. 扶贫和移民办负责建档立卡贫困人口的精准核定、统一参保和数据动态更新,并监督管理商业保险机构及时支付医疗补充保险待遇。

3. 民政部门负责医疗救助对象的精准核定、统一参保和数据动态更新，并及时支付医疗救助金。

4. 原卫生计生部门负责各定点医疗机构落实好"先诊疗后付费"和一站式结算工作。

5. 有关商业保险机构要按政策保障参保人员医疗待遇，及时支付医疗费用。

6. 各定点医疗机构要确保窗口一站式结算顺畅，对贫困人员要落实"先诊疗后付费"制度。

二、经办衔接

（一）精准核定人员

1. 市、县（区）民政部门按规定核定特困供养人员、城镇最低生活保障对象、农村最低生活保障对象、城镇低收入家庭未成年人、城镇低收入家庭 60 周岁以上老年人、支出型低收入贫困家庭的身份；市、县（区）残联按规定核定城镇重度残疾的学生和儿童、城镇丧失劳动能力的重度残疾成年人的身份；市、县（区）扶贫和移民办按规定核定建档立卡贫困人口的身份。严重精神障碍患者被优先考虑为上述对象，76.6% 的在册患者为建档立卡贫困户。

2. 民政部门核定的医疗救助对象、残联核定的重度残疾人员、扶贫和移民办核定的建档立卡贫困人口，三者之间有重复的，采取医疗待遇"就高不就低"原则核定最终身份。

（二）按时参保缴费

每年 10 月 1 日前，市、县（区）民政局、残联、扶贫和移民办要分别按要求采集医疗救助对象、重度残疾人员、建档立卡贫困人员信息并申请财政补助资金，统一向当地社会保险事业管理局办理基本医疗保险。对于建档立卡贫困人员,扶贫和移民办要统一办理医疗补充保险。

(三) 出院一站结清

定点医疗机构要核对社会保险卡和贫困人员身份,落实"先诊疗后付费"和"一站式"结算。不收住院预付金,在出院时按规定一次性结清应由基本医疗保险、大病保险、医疗补充保险、医疗救助"四道保障线"报销的医疗费用,贫困患者只需负担自付部分医疗费用。

(四) 定期拨付费用

对各定点医疗机构和各医疗保险局垫付的应由"四道保障线"报销的医疗费用,各地各有关单位要按季度拨付,每季度第一个月20号前要结清上季度医疗费用,必要时可采取提前预拨,季度结清的办法结算。

(五) 建立调度机制

市、县(区)人社、扶贫、民政、残联、卫生计生等部门建立季度调度机制,定期互通工作情况,分析有关问题,研究解决办法,确保一站式结算工作顺畅无阻。

三、待遇标准

(一) 基本医疗保险和大病保险待遇

包括个人账户、门诊特殊慢性病、基本医疗保险报销、大病保险报销。基本医疗保险限额为 10 万元(0~5 万元部分由基本医疗保险支付,5 万 ~10 万元部分由大病保险支付),大病保险限额为 25 万元。

1. **门诊待遇**　按照《江西省人力资源和社会保障厅关于做好城乡居民基本医疗保险门诊保障工作的通知》(赣人社发〔2016〕49 号)要求,选择实施家庭账户和门诊特殊慢性病保障。

(1)个人账户:每年按个人缴费的 50%~80% 划入资金。2018 年个人账户划入资金为 100 元,以后各年根据基金使用情况调整。个人账户主要用于支付在定点医疗机构就医、购药的医药费,也可抵缴城乡居民个人缴费,家庭成员之间可以互相共用。

(2)门诊特殊慢性病:精神疾病属于 Ⅱ 类特殊慢性病,年度支付限额 5 000 元,市内定点医疗机构按相应住院报销比例支付,所支付费用计入基本医疗保险和大病保险年度支付限额(35 万元)内。

2. 住院待遇　参保人员患五种严重精神障碍的(精神分裂症、分裂情感性障碍、偏执性精神病、双相情感障碍、癫痫所致精神障碍),在市内三级精神病专科医院住院,住院起付线 400 元,住院发生的医保可报费用由基本医疗保险和大病保险分别按 80% 和 85% 比例支付;在市内二级以下精神病专科医院住院,按普通疾病住院的相应起付线和报销比例执行。

二次补助待遇。住院发生的政策范围内个人负担费用超过 1.1 万元以上的部分,由大病保险按 50% 比例给予二次补助支付,不计入大病保险年度支付限额。

(二)重大疾病医疗补充保险待遇

参加重大疾病医疗补充保险的建档立卡贫困人口,在九江市内或九江市外的定点医疗机构住院,治疗门诊特殊慢性病发生的政策范围内医疗费用,经基本医疗保险和大病保险报销后,政策范围内个人负担部分由补充保险按规定 90% 比例报销。

在九江市内定点医疗机构住院,以及治疗门诊特殊慢性病发生的政策范围外药品费和医疗器材费,由补充保险按 75% 比例报销;补充保险年度支付限额为 25 万元。

(三)医疗救助待遇

1. 门诊特殊慢性病救助　建档立卡特困供养人员、特困供养人员、建档立卡最低生活保障对象、城乡最低生活保障对象和建档立卡

"六类对象"的门诊特殊慢性病费用,经基本医疗保险、大病保险和补充保险按规定报销后,剩余的政策范围内个人负担费用再按60%比例给予医疗救助,年度救助限额2万。

2. 住院医疗救助 住院发生的医疗费用经基本医疗保险、大病保险、重大疾病医疗补充保险报销后,对政策范围内个人负担部分按下列比例给予医疗救助。

(1)建档立卡特困供养人员、特困供养人员按100%救助。

(2)建档立卡最低生活保障对象按75%救助,年度救助限额3万元。

(3)城乡最低生活保障对象按70%救助,年度救助限额3万元。

(4)建档立卡"两类人员""六类对象"重大疾病住院按70%救助,年度救助限额3万元;常规住院按50%救助,年度救助限额2万元。

(5)14周岁以下贫困家庭儿童(建档立卡最低生活保障对象、城乡最低生活保障对象)按80%救助,年度救助限额5万元。

(6)建档立卡一般贫困人员、支出型贫困低收入家庭按50%救助,起付线2万元,年度救助限额1.5万元。

(四) 政府兜底保障

1. 建档立卡贫困人员住院医疗费用经城乡居民基本医疗保险、大病保险、医疗补充保险报销和医疗救助后,由个人负担的医疗费用控制在医疗总费用的10%以内。控制10%后,在县域内定点医疗机构住院的个人负担医疗费用仍超过2 000元以上的则控制在2 000元内,所需资金由财政兜底保障。

2. 县外定点医疗机构住院,由个人负担的医疗费用控制在医疗总费用的10%以内。县外就诊的应按规定办理转诊转院手续,对不办理转诊转院自行到县外定点医疗机构住院的不享受第五道保障线政策。

救治救助"五大保障线"及"一站式"服务流程

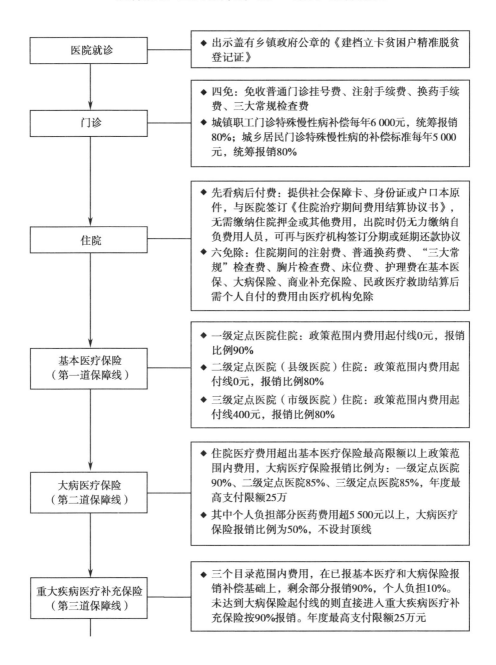

医院就诊
◆ 出示盖有乡镇政府公章的《建档立卡贫困户精准脱贫登记证》

门诊
◆ 四免：免收普通门诊挂号费、注射手续费、换药手续费、三大常规检查费
◆ 城镇职工门诊特殊慢性病补偿每年6 000元，统筹报销80%；城乡居民门诊特殊慢性病的补偿标准每年5 000元，统筹报销80%

住院
◆ 先看病后付费：提供社会保障卡、身份证或户口本原件，与医院签订《住院治疗期间费用结算协议书》，无需缴纳住院押金或其他费用，出院时仍无力缴纳自负费用人员，可再与医疗机构签订分期或延期还款协议
◆ 六免除：住院期间的注射费、普通换药费、"三大常规"检查费、胸片检查费、床位费、护理费在基本医保、大病保险、商业补充保险、民政医疗救助结算后需个人自付的费用由医疗机构免除

基本医疗保险（第一道保障线）
◆ 一级定点医院住院：政策范围内费用起付线0元，报销比例90%
◆ 二级定点医院（县级医院）住院：政策范围内费用起付线0元，报销比例80%
◆ 三级定点医院（市级医院）住院：政策范围内费用起付线400元，报销比例80%

大病医疗保险（第二道保障线）
◆ 住院医疗费用超出基本医疗保险最高限额以上政策范围内费用，大病医疗保险报销比例为：一级定点医院90%、二级定点医院85%、三级定点医院85%，年度最高支付限额25万
◆ 其中个人负担部分医药费用超5 500元以上，大病医疗保险报销比例为50%，不设封顶线

重大疾病医疗补充保险（第三道保障线）
◆ 三个目录范围内费用，在已报基本医疗和大病保险报销补偿基础上，剩余部分报销90%，个人负担10%。未达到大病保险起付线的则直接进入重大疾病医疗补充保险按90%报销。年度最高支付限额25万元

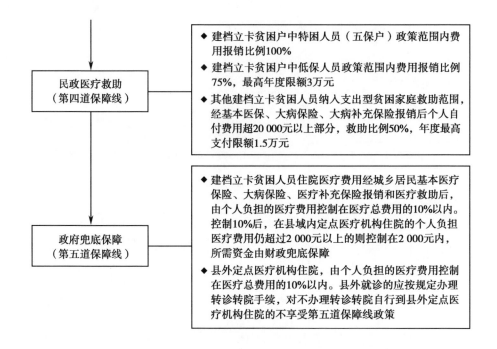

民政医疗救助
（第四道保障线）

◆ 建档立卡贫困户中特困人员（五保户）政策范围内费用报销比例100%
◆ 建档立卡贫困户中低保人员政策范围内费用报销比例75%，最高年度限额3万元
◆ 其他建档立卡贫困人员纳入支出型贫困家庭救助范围，经基本医保、大病保险、大病补充保险报销后个人自付费用超20 000元以上部分，救助比例50%，年度最高支付限额1.5万元

政府兜底保障
（第五道保障线）

◆ 建档立卡贫困人员住院医疗费用经城乡居民基本医疗保险、大病保险、医疗补充保险报销和医疗救助后，由个人负担的医疗费用控制在医疗总费用的10%以内。控制10%后，在县域内定点医疗机构住院的个人负担医疗费用仍超过2 000元以上的则控制在2 000元内，所需资金由财政兜底保障
◆ 县外定点医疗机构住院，由个人负担的医疗费用控制在医疗总费用的10%以内。县外就诊的应按规定办理转诊转院手续，对不办理转诊转院自行到县外定点医疗机构住院的不享受第五道保障线政策

第五节　因地制宜,服务升级

案例20　人民医院精神科的发展历程
（青海海东）

一、概述

开展全国精神卫生综合管理试点三年来,青海省海东市突破了精神卫生的"零服务",实现了精神科的"从无到有"。2008年,经海东市人民政府批准海东市人民医院成立精神卫生防治专科,编制床位40张,但工作一直处于停滞状态。在省、市原卫生计生委积极协调和院领导的努力下,直到2015年确定海东市为全国精神卫生综合管理试点后,才正式挂牌成立了海东市人民医院精神科。通过3年的试点建设,海东市精神卫生工作已进入良性发展轨道,海东市人民

医院精神科现有病房 12 间(其中含抢救室 1 间),开设床位 47 张,先后配有脑电图慢涨落分析仪、音乐治疗仪、超反射脑磁治疗仪、视频脑电图机、磁场刺激仪、心率变异分析仪、零动力太空按摩椅、多参数监护无抽搐电休克治疗仪等仪器设备,陆续开展了药物治疗、心理咨询、娱乐治疗、经颅磁刺激治疗、心理精神量表测验、脑电图检测等项目。

二、主要做法

1. **组织学习考察借鉴经验**　为解决精神科无医护人员、无设备、科室地点的设置等一系列问题,充分借鉴其他地区的宝贵经验,海东市精神卫生综合管理试点工作领导小组办公室组织市、县(区)相关部门负责同志、疾控中心负责人、海东市人民医院相关人员到甘肃省天水市考察学习精神卫生综合管理及临床工作,着重了解在医院现有的位置中如何设置精神科和精神科病房的规划。结合区域实际情况,在海东市人民医院腾挤出约 100 平方米的空间设立门诊、病房和检查治疗室。

2. **解决人力资源紧缺问题**　建科初期,原省卫生计生委选派省第三人民医院 1 名精神科主任医师驻点海东市人民医院开展帮扶指导,并安排医院内其他科室人员到精神科协助工作,同时去青海大学医学院招聘精神科医护人员,但是遇到了前所未有的阻力,许多医护人员和医学生一听到精神科,大多数回答"不去",甚至有些医学生一听是精神科招人,连看都不来看一下。已经在精神科就职的医护人员也因为精神科的特殊而选择离开。历经 3 年的努力,医院通过同工同酬、加强思想教育等方式,逐步建立了一支精神科医护团队,精神科现有 17 名医护人员(其中医生 5 名,护士 10 名,护工 2 名),其中 1 名医师兼职精防工作。医院先后多次派医护人员前往哈尔滨市第一专科医院、甘肃省天水市第三人民医院、青海省第三人民医院进修学习。送外培训每人半年,短期赴外培训 30 余人次,接受市内县级短期进修医生 7 人次。

3. **不断提升服务水平**　建科之初,大多数人只知道青海治疗精神疾病的医院只有省第三人民医院,第一次来看病的患者都不相信海东市人民医院还能看精神疾病,患者来源无法保障。经过大力宣传和科室实力的不断加强,海东市人民医院精神科慢慢有了起色。自 2015 年建立精神科以来,门诊患者约 2 300 人次,收治住院患者约 310 人次;受残联委托,出具精神和智力残疾评定的有 158 人,劳动能力鉴定 15 人;住院患者临床痊愈率为 52%,好转率 27%,向省第三人民医院转诊患者 13 人,将 2 000 余名患者转至基层医疗卫生机构进行随访服务,同时,精神科与其他科室积极开展联络会诊和业务交流,使全院对心理问题、精神疾病的认识及干预水平大大提高。与此同时,积极认真完成严重精神障碍管理治疗工作中患者诊断复核等技术指导工作,使海东市严重精神障碍患者报告患病率从 2015 年 12 月的 2.24‰ 提升到 2018 年 10 月的 4.02‰。

案例 21　建立区域精神卫生医联体,整合资源
(北京朝阳)

一、概述

北京市朝阳区常住人口近 400 万,区内无三级精神专科医院,只有一家区属二级精神专科医院和民办精神专科医院。为解决区域精神卫生资源不足的问题,朝阳区建立了以区精神疾病预防控制中心和市级专家团队为核心,以区第三医院为载体,以精神专科医院和区内三级综合医院为指导单位,以基层医疗机构为网底的朝阳区精神

卫生医疗联合体(以下简称"医联体")。不仅形成精神疾病三级诊疗网络,改变精神卫生服务碎片化模式,还促进专业医疗与社区精防工作在网底的有效融合。

医联体服务模式从 2017 年 7 月运行实施至 2018 年 12 月,到社区出诊的精神科专家共有 1 614 人次(出诊半天为 1 次),社区精神科首诊门诊量为 2 748 人,复诊门诊量为 21 585 人次。就诊患者中失眠、焦虑、抑郁患者所占比例逐渐增高。专家还参与免费服药取药、社区筛查诊断、风险评估、健康宣教、义诊、个案管理、病房会诊、科研评估、临床带教等工作。医联体服务模式有效整合了区域内医疗资源,社区患者就近得到了专业诊疗服务。

二、做法

(一)加强社区精神科(心身医学科)建设

以建立社区精神科(心身医学科)为切入点提高基层医疗机构精神卫生的服务能力,通过医疗联合体、对口支援、医师多点执业等方式,鼓励精神科医师到基层医疗机构定期出诊,并培养基层医疗机构精神科(心身医学科)人员队伍。在朝阳区第三医院、北京安定医院、朝阳医院等的支持下,朝阳区社区精神科门诊基本覆盖全区所有承担社区精神卫生工作的基层医疗卫生机构,每周提供半日门诊服务。

(二)整合资源提升区域服务能力

成立朝阳区精神卫生医联体暨精神医学联络会诊中心。北京安定医院、区内 6 家综合医院以及区第三医院成为精神卫生医联体指导单位,联络会诊中心凝聚了来自市区两级的精神科资深专家 35 人,为全区提供疑难案例联络会诊、专业指导和示范性教学等。

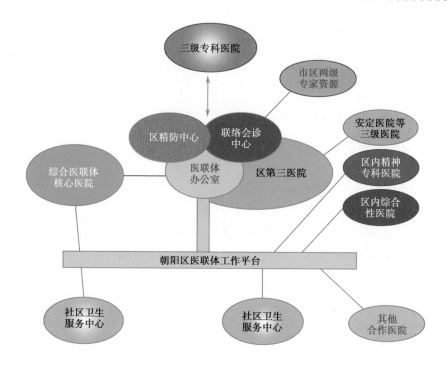

三、克服主要困难

1. **体制方面**　医联体采取何种模式,将影响医疗资源的真正整合。朝阳区缺少精神专科三级医院,而医联体一般是由大型的三甲医院牵头建立。对此,合作机构共同签署合作协议,相互联动促进资源共享,实现医联体内部精神专科机构与基层医疗卫生机构的资源共享和业务分工协作,逐步形成内部管理和诊疗常规的一致性。

2. **社区药品供应**　受基层医疗卫生机构药品种类的限制,社区卫生服务中心缺少相应精神科药品,这是患者抵触转诊的主因。在社区精神科建设中,通过北京市医疗卫生事业改革的"阳光药品采购"计划,实现了社区精神科药品按医保目录与上级医院一致。

3. **人力资源方面**　按照相关政策,在社区精神科设置中需先有注册第一执业地点的精神科医师,这在精神科医师紧缺的情况下无法实现。原北京市卫生计生委大力提供政策支持,允许将多点执业医师作为核准诊疗科目的人员依据,进而由朝阳区第三医院动员主治医师进行多点执业注册,解决了精神科设置所需专业人员的问题。

四、关键成功因素

1. **政策支持**　医联体建设是当前卫生事业改革的重要举措,在政策的支持和领导重视下,积极协调相关部门,解决了关键问题,尤其是在社区精神科设置中人员问题的解决推动了工作的顺利开展。

2. **部门配合**　在医联体和社区精神科建设过程中,需协调的部门较多,通过多部门的通力合作和沟通,共同协调相关问题的解决。

3. **经费保障**　通过申请医联体专项工作经费,保障了工作的可持续发展。

案例 22　专业团队传帮带基层,全面提升综合服务能力
(上海松江)

一、概述

社区是精神卫生服务的起始点,也是落脚点。近几年,松江区以国家精神卫生综合管理试点区为契机,以患者需求为落脚点,全面加强基层服务能力建设,充分发挥基层作用,守好门、把好关,就近为居民提供专业服务。

二、主要做法

(一) 发挥"传帮带"作用,提升专业服务能力

1. **全面推进医院、社区一体服务**　松江区精神卫生中心抽调高年资临床、康复专业人员,组建社区服务团队,到 15 家社区卫生服务中心,协助全科医生开展工作,把方便社区群众就医放在首位,实现

了医院社区一体服务。

2. 着重落实继续教育管理　制订社区医生继续教育计划,以授课、案例讨论、模拟访视等形式,强化临床知识技能、心理治疗、康复、社会工作和人文社会科学等培训,同时落实每年至少一次联席办成员、关爱小组培训。

3. 推动社区卫生防、治统筹兼顾　整合社区卫生现有资源,将重点人群心理健康教育,与健康教育、学校卫生工作结合,每年安排心理医生进入社区、学校开展讲座、现场宣传;对体检发现有慢性病共病的严重精神障碍患者,与全科门诊、慢病条线结合,纳入家庭医生签约服务。

(二) 链接各类资源,完善综合管理机制

社区卫生服务中心,在区精神卫生中心的指导下,根据试点工作要求,主动寻找与各部门、社会组织的合作机会,提升社区综合服务能力。

1. 实行医社联动　社区卫生服务中心与所在地社会组织、社区学校合作,相继对 290 例居家患者开展康复技能训练;招募社会组织、志愿者对社会关注热点人群(二孩家庭、孤老)开展服务。

2. 开展医教结合　松江区、社区分别与教育局心理健康教育中心、学校心理(卫生)老师对接,进入学校开展青少年心理健康教育,并接受学生、家长咨询;在突发事件(如孩子出走)后,共同介入心理干预。

3. 试行医企结合　与达丰、富士康等大型企业合作,共同开展心理健康月活动,将企业心理咨询师纳入社区医生常规精神症状培训计划、指导规范看护确诊患者,规范处置病情波动者。

(三) 注重典型引领,以点带面攻坚克难

1. 社区卫生服务能力不断提升　社区 100% 开设免费门诊、心理咨询点,接受精神卫生知识培训的医生范围不断扩大,辖区在册患者连续多年未发生肇事肇祸案事件。

2. 辖区居民获得感不断增强　在册患者接受专业服务增长 2

倍,辖区居民获得心理服务的途径更加多元化,患者及其家庭对团队服务满意度在 98% 以上。

案例 23 非户籍患者救治救助服务
(广东深圳)

一、概述

广东深圳市常住人口 1 190.84 万人,其中户籍人口 384.52 万人 (32.3%),非户籍人口 806.32 万 (67.7%),人口倒挂,流动性大。对近年来深圳市精神障碍患者肇事肇祸事件分析显示,90% 为外来流动人口,绝大多数患者治疗不规律、照护不到位、医疗无保障。试点工作以来,深圳市积极探索非户籍流动人口严重精神障碍管理和服务模式,突破政策瓶颈,出台救治救助政策 40 余项,加快户籍和非户籍患者服务均等化。通过三年试点建设,深圳市患者管理率稳步增长,患者服药治疗人数明显增加,高风险患者住院救治人数显著增加,有效预防肇事肇祸事件发生。

二、主要做法

(一) 医疗保险政策全程覆盖

深圳市人社局不断完善医疗保险制度,提高患者医疗保障水平。

1. **门诊大病医保** 将六类严重精神障碍纳入门诊大病医保范围,最高报销比例达 90%,不设起付线,取消报销封顶,已服务患者 1 360 人。

2. **住院医保** 患者住院费用报销比例医保一档、二档为 90%,医保三档为 75%,住院医保额度 15 478 元 / 人次。

3. **长期医保** 批设精神分裂症患者长期医保住院名额 70 人,住院费用 12.85 万元 /(人·年)。

4. 重特大疾病医疗保险　在医疗保险报销外个人支付费用累计超过 1 万元以上部分,由重特大疾病补充医疗保险支付 70%。

5. 一站式和异地转诊结算　市、区精神卫生医疗机构实行一站式结算,并开通异地转诊结算服务。深圳基本医保参保人数超过 1 200 万人,严重精神障碍参保患者门诊和住院自付比例平均 10%,贫困患者包括非户籍患者基本实行全免费,门诊和住院自付比例低于 10%。

(二) 社区服药补助触手可及

各区先后出台贫困非户籍患者服药补助政策,每人每月补助药费 200~350 元,免费体检 2~4 次 / 年。罗湖、南山、宝安、龙岗、光明等几个区开展"免费发药下社区,便民利民在行动",打造社区"15 分钟免费服药圈",由精神科医生在社区坐诊发药,给患者和家属提供便利,提高社区患者的依从性和获得感。近三年,全市服药补助患者 8 305 人,其中非户籍患者 4 890 人,占 58.9%;服药补助总金额达 4 000 万元。

(三) 紧急住院救治畅通有序

2014 年 12 月,深圳市财委和深圳市原卫生计生委联合印发《深圳市疾病应急救助基金管理办法》,设立患者应急救治资金。全市 10 个区均出台非户籍贫困患者紧急住院政策,市康宁医院出台高风险患者接诊收治专项工作方案,指定 3 名社工协调落实患者紧急住院。近三年,免费救治患者 600 人次,其中非户籍患者 419 人次,占 69.8%;救治经费 1 264 万元,其中非户籍患者占 55.3%。

(四) 送治人员补贴奖勤促先

2017 年,龙岗区率先推行严重精神障碍患者送治工作补贴。2018 年,深圳市精神卫生工作联席会议办公室联合原综治等 8 部门出台《关于发放严重精神障碍患者送治工作补贴的意见》,补助对象为负责送治护送和办理相关手续的卫生、公安、民政、残联、街道、社区等单位工作人员以及精防社工。每护送一名高风险患者补贴不超过 2 000 元,护送人员每人次不超过 200 元。护送患者包括户籍和非户籍的严重精神障碍患者。

(五) 患者监护补助扎实推进

2016 年,深圳市原综治办牵头出台严重精神障碍患者监护补助政策及实施细则,补贴对象涵盖所有常住非户籍患者。对高风险患者逐一落实"1+2"(每位高风险患者除法定监护人外,再加 2 名协助监护人)监护机制,对病情稳定患者落实法定监护人监护机制。2018 年,深圳市原综治等 7 部门联合印发《关于加强严重精神障碍患者监护制度落实工作的通知》,病情稳定患者的监护补助标准由 2 000 元/(人·年)提高至 2 800 元/(人·年),高风险患者由 5 000 元/(人·年)提高至 6 400 元/(人·年)。截至 2017 年底,已签订监护补助协议 17 143 人,其中非户籍患者 8 226 人;发放监护补贴 3 087 万元,其中非户籍患者 1 387 万元。

(六) 流浪患者救治无缝链接

2011 年,深圳市民政、公安、卫生等部门联合印发《关于做好流浪乞讨人员分类救助和管理工作的意见》,明确职能分工,公安城管发现送诊,卫生救治,民政安置。市康宁医院开通"绿色通道",专设 2 个流浪患者救治病区,设床位 136 张,配备医护人员 51 人。近三年,共救治流浪患者 4 606 人次,救治金额 3 800 余万元。对经治疗好转的流浪患者,由民政部门妥善安置或护送返乡。2015 年,在大鹏新区专设安置点收治滞留深圳的流浪患者。2017 年,市委市政府立项筹建"六合一"项目,即深圳市社会救助安置院、市社会福利院、市重度残疾人托养中心、龙岗区救助管理站、龙岗区特殊学校、龙岗区精神康复医院等 6 个项目合为一体,该项目功能之一为精神障碍患者的康复、安置和托养。

第六节　专家点评

李静湖

（中国医疗保险研究会副秘书长）

如何让严重精神障碍患者拿得到药、吃得起药,是精神卫生综合管理试点需要重点解决的问题。前者解决严重精神障碍患者就医用药的可及性问题,后者解决患者诊疗费用保障问题。各试点城市在这两个方面进行了有益的探索,取得了显著的成效,积累了宝贵的经验。在提高诊疗用药可及性、便利性方面,多部门合作摸清了患病情况底数,通过探索推行信息化管理、互联网诊疗、专科医生基层坐诊、基层配药、医保与医疗救助"一站式"结算服务等,方便患者就医购药,有效提高了严重精神障碍患者的治疗率和管理率。在医疗费用保障方面,各有关部门既分工负责又相互配合,探索建立多层次保障:落实各类贫困人员参加基本医疗保险政策,落实基本医疗保险、大病保险、补充保险等待遇,落实对各类贫困患者的医疗救助兜底保障政策,努力使贫困患者的住院和门诊费用个人自付比例降到10%以下。同时,注重发挥残联和慈善机构的作用,提供进一步保障。通过这些措施,有效降低了严重精神障碍患者的医疗费用负担,缓解了患者吃不起药的问题。试点城市这些切实可行和行之有效的做法和经验值得推广。

陈晋东

（中南大学精神卫生研究所原所长）

严重精神障碍是备受关注的社会问题,而其背后的重要隐患之一便是这类患者的高贫困率,及其伴随而来的就诊难和服药难。尽管国家各部门早已意识到这个问题并已出台多项针对精神疾病、残疾、贫困等不同方面的相关政策,但这些政策是碎片化的,各部门之间的流程是不畅通的,因此并未能有效实现缓解患者医疗负担的目的。三年的试点工作中,试点地区积极梳理已有救助救治政策,基于当地政治、经济、地理、人口等基本情况,结合自身优势和特色,因地制宜地探索建立了各具特色的救治救助一站式服务。该服务的探索与建立,不仅极大地便利了患者医疗费用的报销,也促进了各部门之间的合作交流,是多部门合作制度的进一步深化。相信随着试点地区工作经验的推广,全国的严重精神障碍管理治疗工作即将迎来下一个飞跃!

梁 斌

（江西省惠民医院院长）

严重精神障碍患者救治是综合管理的前提和基础,救助是综合管理的补充和提升。救治救助政策系统性差、涉及部门多、范围广、整合难、群众知晓率低、患者受益少;救治救助专业人员的能力水平参差不齐,涉及部门的工作人员积极性和主动性千差万别;导致大多数患者难以获取综合、系统的救治救助,严重影响党和政府形象、社会和谐稳定和患者身心健康。试点三年来,各地充分健全综合管理机制,立足实际、整合政策、细化措施、压实责任、妙招频出,中西部试点地区采取精细测算、独立施保、扩大医疗补偿和救助范围,提高报销比例、实行一站式服务、药品配送基层、互联网远程诊疗、深入开展"送政策""送服务"进社区、进家庭等方式,扩大了救治救助覆盖面和服务可及性;东部地区着力对各部门的医疗保障和救助资源进行整合,同时改变精神卫生服务碎片化模式,发挥"传、帮、带"作用,实行医社联动、医教结合、医企结合等,促进专业医疗与社区精防工作在网底的有效融合,建立了更为有效的多渠道、多层面严重精神障碍患者救治救助保障机制。

第三章
以奖代补篇

故事 3：患者监管，谁的责任？

我今年 60 岁了，还得照顾一个有精神病的儿子。他爸十年前患肝癌去世了，这事儿对他打击不小。从那时开始，他就总担心自己会得癌症，经常要求去做检查。后来，他老婆也跟他离婚了。再后来，他的疑心病越来越重，总觉得同事都在议论他、躲着他，脾气也越来越暴躁，隔三岔五就跟同事打架，单位建议他先治疗。这一晃十年了，在这期间他也回单位工作过几次，但没几天就又犯病了。我带他在医院住院治疗了一段时间，病情好转些就把他接回家了。我看着他总比让他出去惹祸强啊！况且家里条件有限，长期住院也负担不起。他动不动就跑出去，有好几回都把小区的报栏给砸了，我也拉不住他，腿脚也跟不上他。

自从儿子患病后，我就没有去工作了，每天除了料理家务，必须时刻盯紧他的一举一动，生怕他又发病闹事。虽说街道和居委会也有上门关心，但具体照料儿子的事情还得我来，每天花在儿子身上的时间远远超过照顾自己。我自己身体也越来越差，再过几年我走了，他一个人可怎么办？

存在问题：

绝大多数严重精神障碍患者与家人共同生活，家属承担了大量照护患者日常生活、协助就医、监督服药的责任。但一些患者的父母年老体弱，无力承担监护责任，有些患者的兄弟姊妹不愿承担监护责任,而政府在履行管理服务职责中也有不同程度的缺位,这些都容易导致患者病情反复,出现冲动伤人行为。

第一节 以奖代补政策成效

为预防和减少患者肇事肇祸案(事)件的发生,减轻患者家庭经济负担,激励患者家属主动履行监护职责,原中央综治办等6部委联合印发《关于实施以奖代补政策落实严重精神障碍患者监护责任的意见》(中综办〔2016〕1号),对易肇事肇祸严重精神障碍患者的监护人发放监护补贴。试点地区对以奖代补政策积极响应,率先落实,并探索多种以奖代补模式。大部分试点地区以奖代补工作由政法(原综治)部门牵头,也有部分试点地区由其他部门牵头,如北京市由卫生健康部门牵头,湖北省武汉市由政法、民政部门双牵头(民政出资)。截至2017年底,40个试点地区均出台了以奖代补的文件,100%的县(区)落实了以奖代补政策,已与93 810名患者监护人签署监护协议,71 826名患者监护人已领取奖补资金,27个试点地区实现向全部已签订协议的监护人发放资金。

在政策落实过程中,部分试点地区在提标、扩面、灵活发放等方面进行了有益探索。9个试点地区奖补标准超过2 400元/年,其中广东深圳奖补标准最高,达5 000元/年,还设置协助监护人加强监护力度,每名协助监护人每年补助1 000元。20个试点地区扩大了奖补对象范围,其中北京朝阳和海淀、上海徐汇和长宁、天津东丽、浙江杭州、甘肃天水、贵州六盘水8个地区将奖补对象扩大到所有在册或在管的户籍患者的监护人,广东深圳、福建厦门进一步扩大到常住非户籍患者的监护人,重庆渝中对协助履行患者监护责任的社区关爱帮扶小组每年奖励1 000元。此外,福建厦门结合患者面访、服药情况,将奖补资金发放频率由每年改为每月,由打卡发放改为面对面现金发放,进一步强化了家庭监护责任意识,提高了以奖代补政策的效力。

第二节 建立有奖监护机制,促进监护责任落实

案例 24 规范奖补方式,分类发放奖补经费
(云南玉溪)

有奖监护是一项全新的制度,如何建立健全是试点地区的一项重要任务。云南玉溪地区的做法是:

一、建立健全组织机构

成立了以市委常委、政法委书记为组长、分管卫生计生和公安的两位副市长为副组长,市公安局、原市卫生计生委、原市综治办、财政、民政局、残联分管领导为成员的“以奖代补”专项工作领导小组及办公室,建立健全联络员和协调会议制度,全面落实严重精神障碍患者监护人责任。

二、积极探索奖补措施

由原市综治办牵头制定工作方案,并报市政府第 58 次常务会议研究通过了《玉溪市开展“以奖代补”落实严重精神障碍患者监护人责任试点工作方案》(玉综治办〔2016〕9 号),明确规定了目标任务、组织保障、工作职责、奖补办法、工作要求等,并要求各县区根据市级方案制定出台本级实施方案,落实县级配套资金。全市经筛查评估确诊的六类严重精神障碍患者曾经有肇事肇祸行为和危险性评估 3

级及以上人员 451 人,重点对这 451 人监护,其中有监护人的每天给予监护人 5 元的监护补助,无监护人的每天给予指定监护人 10 元的监护补助,全市每年应投入以奖代补经费约 100 万元,市县两级各承担 50%,并纳入各级财政预算,足额拨付到位。另外,随每年奖补对象的增减调整预算资金数额,以保证满足实际需要。乡镇(社区)综合管理小组协助并指导村(居)委会,每年年底对监护人落实监护责任情况进行考核评价,根据监护责任落实情况兑现奖补。各县区均已出台实施方案,落实了县级配套经费,落实了监护人及其职责,救治救助和社会协同能力明显提高。

三、规范奖补方式

市、县区财政将奖补经费列入每年地方财政预算,足额拨付到位,奖补经费实行专款专用,不得挪作他用,由市、县区"以奖代补"工作领导小组办公室统一监督管理、统筹兑现;严重精神障碍患者在家监护期间,监护人认真履行职责的,经村(居)委会和乡镇(社区)综合管理小组考评,监护人职责全面落实,专科医生判定病情稳定好转,没有发生肇事肇祸行为,逐级报县区和市"以奖代补"工作领导小组办公室,如果因监护措施不到位,病情没有康复好转、经常出现 2 级危险行为的只给予 40% 奖补经费;出现一次 3 级危险行为但未造成人员伤害和较大公共设施损害的只给予 60% 奖补经费;出现一次 3 级以上危险行为,造成严重不良社会影响的,不予兑现奖补经费。

案例 25　制定监护责任评估制度,依据履责发补
(广东)

实施以奖代补政策是以落实严重精神障碍患者监护责任为前提

的,但在实施过程中,往往只关注发放补贴的落实情况,忽略对监护责任落实情况的监督。如何从制度上体现对监护责任的评估十分必要。广东省政法委在推出严重精神障碍监护补贴制度之后,立即跟进探索建立严重精神障碍患者监护责任评估制度。

广东省政法委、公安厅、民政局、原卫生计生委、残联联合下发《关于建立严重精神障碍患者监护责任落实年度评估制度的指导意见》(粤综治办〔2018〕10号)。该指导意见的主要内容为:

一、明确规定监护人的 11 项基本职责

1. **学习政策**　主动学习、了解关于精神障碍患者救治救助工作相关政策和基本程序。

2. **配合管理**　主动配合社区监护小组和相关部门开展的社区随访、服务管理等工作;加入本辖区精神障碍患者救治救助工作微信群互助通报情况。

3. **监督服药**　接受社区精神卫生服务,享受精神障碍特定门诊医保政策,根据医嘱购买建议药品,或领取社区免费提供的药品,监督被监护人按时按量服药,报送服药情况,按时复诊。

4. **关怀照料**　照顾、看管被监护人日常生活,及时陪送被监护人体检、送院治疗,不虐待、不遗弃被监护人,防止被监护人失踪或下落不明、流浪乞讨、肇事肇祸。

5. **协助康复**　主动配合或联系社区康复、医院康复机构,做好家庭康复、社区康复和医院康复紧密结合。

6. **日常观察**　每日观察被监护人服药和病情变化情况,填写"看护管理记录手册"。

7. **报送行踪**　0~2级严重精神障碍患者的监护人每月定时报送行踪动态,3~5级每周报送,无事报平安;发生被监护人居住地迁移

（包括外出务工等）、监护人变更等情况，及时向社区监护小组和基层精防医生报告，并按要求履行变更手续；被监护人失踪或下落不明时立即报告派出所、社区监护小组和基层精防医生。以上情况鼓励通过精神卫生守护 APP 或严重精神障碍信息平台随访终端等报送。

8. **发现送治**　及时发现和向社区精防医生报告被监护人出现的肇事肇祸倾向；根据医嘱将被监护人送至精神专科医疗机构诊治；根据精神专科医疗机构医学建议履行接出院等相关责任。

9. **及时制止**　被监护人发生伤害自身、危害他人安全的行为，或者有伤害自身、危害他人安全危险的，监护人应及时制止，并立即向辖区派出所报告。

10. **协助处置**　协助有关单位对被监护人肇事肇祸案事件进行处置，包括将被监护人送至精神专科医疗机构诊治，配合做好将肇事肇祸案事件受害人送医抢救、民事理赔等工作。

11. **购买保险**　利用政府监护责任补助的少部分购买严重精神障碍患者监护责任补偿保险，提高严重精神障碍患者肇事肇祸所致的民事赔偿、医疗救治、家庭自助等能力，切实减少因肇事肇祸衍生的社会矛盾纠纷。

二、明确评估方法

规定每年 12 月 31 日前完成本年度监护责任落实评估工作。具体评估工作由乡镇政府、街道办事处社区监护小组完成，成员为村（居）民委员会工作人员、民政专干、残联专干、社区民警和精防医生。乡镇政府、街道办事处指定专人担任社区监护小组组长，由乡镇政府、街道办事处召集社区监护小组，对监护人监护责任落实情况集中进行检查、评价和认定。社区监护小组成员依据各自职责，如实填写"监护责任落实年度评估表"并签字。

三、明确评估分工

规定社区精防医生对监护人学习政策、配合随访管理、监督服药、发现送治情况进行认定;村(居)委会工作人员对监护人履行关怀照料、看护管理记录、协助康复情况进行认定;社区民警对监护人报送行踪、及时制止、协助处置、被监护人有无失踪或下落不明、肇事肇祸行为进行认定;残联专干对持证精神残疾人在有条件的情况下,是否参与残联组织的康复活动进行认定;民政专干对被监护人接受流浪救助情况进行认定;社区监护小组组长对监护人参加严重精神障碍患者监护责任补偿保险情况进行认定。

四、制定评估评分标准

监护人妥善履行第二点规定的监护基本责任的,每项按照相关赋值予以给分或扣分,满分 100 分;被监护人发生肇事肇祸行为的,扣除 100 分;被监护人曾失踪或下落不明、流浪的,每出现一次扣除 50 分;监护人有其他不履行监护责任情况的,每出现一次扣除 1~20 分。年度评估结束后,按照总得分所占比例发放剩余部分的监护补助(总分少于 0 分的,按照 0 分计算)。

第三节　提标扩面并进,主监协监均补

案例 26　奖补标准走上线,帮扶小组有奖励

（重庆渝中）

鉴于渝中区作为重庆的首善之区的特殊区情区位,2016 年,渝中区委、区政府在制定以奖代补政策之初,就提出了"奖补标准走上

线,奖补对象不仅限于患者家庭,还应该涵盖做具体工作的人员"的工作理念。在奖励标准上,对监护责任落实到位的危险性评估在3级以上的家庭,按每个家庭每年3 000元的标准执行;在奖励对象上,除了奖励监护人以外,还为社区关爱帮扶小组提供了每年1 000元的工作奖励,以此调动基层工作人员的积极性,为扎实做好易肇事肇祸精神病患者服务管控工作创造了条件。在兑付程序上,监护奖金由监护人提出申请,关爱帮扶小组初审,原街道综治办、派出所审核,经区公安分局、原区卫生计生委复核后,由原区综治办提交区财政局。区财政局每年接到原区综治办的报表后,将所需经费直接划拨到各街道,各街道再将奖金发到各个社区,由社区将奖金发到患者家属和关爱帮扶小组成员手中。

渝中区以奖代补政策落实以来,奖补人数及奖补资金逐年增加。此外通过以奖代补政策的实施,关爱帮扶小组积极查找到人户分离精神障碍患者30余人,并逐一与患者户籍地和流入地的街道、村镇建立了双列管工作机制,完善了患者档案,确保患者不漏管、失控。

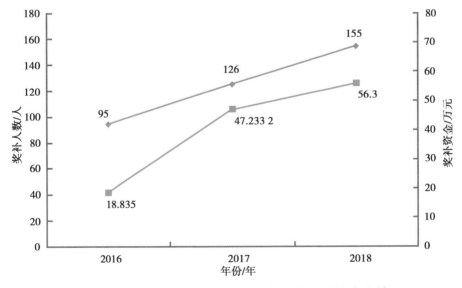

2016—2018年渝中区以奖代补患者人数及奖补资金情况

案例 27　惠及所有在册患者,奖补与保险同发力
(甘肃天水)

一、高度重视,强力推动

(一)顶层设计夯实制度基础

制定出台《天水市推动落实严重精神障碍患者监护工作方案》《天水市实施严重精神障碍患者监护人以奖代补工作细则(试行)》《关于保障落实全市严重精神障碍患者监护人以奖代补经费的通知》等系列文件,对精神障碍患者救治救助服务管理作出全面安排,明确目标任务,规范业务流程,靠实部门责任,健全完善监护责任,建立原综治牵头、部门配合、财政保障、家庭参与的监护机制,统一规定监护工作制度、以奖代补经费管理使用、各部门职能作用发挥等方面硬性要求,为以奖代补政策措施落地见效提供了制度依据。

(二)善用科技夯实信息基础

完善原综治中心、原卫生计生公共服务、公安重性患者管理、智慧城市(社区)四大信息系统,提升筛查发现、居家监护、收治救治和属地管理能力,做到患者"应录尽录、应补尽补、应收尽收、应管尽管",实现了信息化管控、实时化比对、精准化治理和智能化服务的目标。

(三)规范台账夯实工作基础

规范筛查建档台账、随访登记台账、责任书签订台账和以奖代补协议"四本台账",通过建立台账,靠实监护责任,做实做细做精工作,夯实基层工作基础,确保工作不走过场,实现基础数据有源可溯、随访动态有据可查、责任倒查有章可循、奖补落实有账

可对。

二、摸清底数,规范流程

(一)认真排摸甄别

按照"乡镇(街道)不漏村(社区),村(社区)不漏户,户不漏人"的原则,指导各县区、各乡镇街道开展精神障碍患者基础排摸,加强对严重精神障碍患者日常发现登记和发病报告,同时组织政法(原综治)、公安、基层单位配合原卫生计生部门,对筛查出的疑似精神障碍患者进行甄别,做到逐人见面、逐人筛查、逐人建档。

(二)靠实监护责任

按照"一人一档、一人一策、一人一监护小组"的要求,组建由村(社区)网格员、卫生员、公安民警、村(社区)干部、民政专干、残联专干构成的监护小组,确定监护人,签订监护协议,形成了"1个患者+7个监护主体"的监护模式,纳入网格管理。全市签订监护协议1.6万余份,组建监护小组1.48万个,形成患者发现筛查、报告登记、服务管理的监护网络。

(三)规范审批程序

严重精神障碍患者以奖代补监护协议签订后,派出所、村(居)委会和监护小组依法督促监护人落实监护责任。对本年度内被监护人未发生监护协议所列肇事肇祸行为的,由村(居)委会申报,监护小组、派出所、乡镇(街道)原综治办认定,乡镇政府(街道办事处)审查,经县区原综治办审批同意后,及时发放上年度以奖代补经费。

三、强力保障,落实经费

以奖代补经费按照"秦州、麦积两区以奖代补经费市级财政负担 20%,区级财政负担 80%;五县以奖代补经费由县级财政全额负担"的分级负担原则,按每人每年 1 800 元的标准,全部纳入市、县两级政府年度财政预算,依据实有患者人数足额保障,及时拨付。省级财政以奖代补经费重点用于纳入公安部门信息系统的患者监护工作;市、县区财政以奖代补经费重点用于国家严重精神障碍患者信息系统的患者监护工作。2016 年和 2017 年两年共发放以奖代补经费 2 752.56 万元,其中市财政保障经费 252.56 万元,县区财政保障经费 2 500 万元。

四、创新举措,防范风险

在推动落实以奖代补政策的同时,探索创新严重精神障碍患者监护人责任险新模式,制定《天水市精神障碍患者监护人责任保险工作实施意见》,建立健全社会治安风险防范化解体系,形成事前预防与事后补偿一体化的社会治安保障机制,着力解决精神障碍患者肇事肇祸"个人赔不起、政府赔不得、不赔不公平"的问题,促使治安防范工作由单纯依靠政府投入向市场主导转移。将确诊并签订监护协议的患者,全部纳入严重精神障碍患者监护人责任保险范围,由县区财政承担每人每年 100 元的保险费,患者在不能辨认或者不能控制自己行为时造成第三者人身伤亡或财产损失时,由保险公司按合同约定赔偿监护人应当承担的赔偿责任,规定单次事故赔偿最高可达 35 万元。2017 年度全市精神障碍患者监护人责任保险,共参保 14 888 人,已赔付肇事肇祸案件 8 笔,赔付金额 104.83 万元。

第四节　引入保险机制，风险共担

案例 28　高风险患者责任险，减轻家庭负担
（山东枣庄）

一、实施背景

2015 年，精神卫生综合管理试点工作实施之初，枣庄市原综治办带领全市各区（市）原综治部门领导，到赣州等地参观学习，准备在全市实行"有奖监护"政策。在"有奖监护"政策制定的过程中，发现肇事肇祸严重精神障碍患者给自身和他人造成的人身伤害和财产损失给患者家庭带来了巨大的负担，而患者家庭多数非常贫困，依靠其自身无法承受这个经济负担。因此，原市综治办主动与保险公司联系，探讨由政府出资为高风险患者购买责任险的可行性，通过投保的方式分摊患者家庭的经济负担。

二、主要做法

（一）参保对象
危险性评估 3 级及以上患者和既往有肇事肇祸行为的患者。

（二）资金来源
市财政将肇事肇祸等严重精神障碍患者有奖监护和监护人责任保险等救治救助专项经费纳入财政预算，并按照参保人数拨付给各区（市），区（市）财政按照市、区（市）3∶7 的比例配套安排患者有奖监护和监护人责任保险费用，纳入区（市）本级财政预算。

(三) 参保方式

原区(市)综治部门通过招标的方式选择保险机构,为辖区危险性评估 3~5 级及既往有肇事肇祸行为的患者购买患者监护人责任保险,保费为 200 元 /(人·年)。在患者不能辨认或者不能控制自己行为时造成第三方人身伤亡或财产损失的,其监护人应当承担经济赔偿责任,由保险公司按照保险合同进行补偿(最高为 100 万元 / 年),从而实现风险转移,提升抵御能力。

(四) 保障措施

原市综治办把有奖监护签约及监护人责任险执行情况纳入平安枣庄建设考核范围,制定出台了《枣庄市肇事肇祸等严重精神障碍患者救治救助及监护工作实施办法》,加大严重精神障碍患者管理考核分值和权重,对工作不力的组织或个人,将严肃追究责任。

三、实施成效

实施四年来,保险公司共为 6 名患者发病后造成的财产损失进行了理赔,赔付金额共计 3.2 万元,最高的一笔理赔 9 200 元。在赔付金额不多的情况下,保险公司每年拿出一部分资金,对每个镇街 6 户贫困严重精神障碍患者进行走访慰问,收到了很好的社会效益。

案例 29 市场化公益化并举,广覆盖多补偿同惠

(广东)

广东省政法委、公安厅、民政厅、财政厅、人社厅、原卫生计生委、残联、保监局联合下发《广东省严重精神障碍监护责任补偿保险实施办法(试行)》。按照中央关于创新社会治理体制机制,加强社会治安综合治理责任落实的有关要求,充分发挥保险业参与社会治理和平安建设的独特优势,政府鼓励引导,以市场化运作建立"补偿保

险"模式。其主要特点：

一、不增加政府财政投入

保费是从监护人领取的监护补助中自愿缴交,并可自由选择投保档次。

二、保险范围广

规定赔偿范围包括全省所有严重精神障碍患者伤害案(事)件,包括全省登记管理患者、新发现未登记管理患者、本省登记管理患者在外省发生的伤害案事件和外省患者在本省发生伤害案事件。

三、赔偿范围广

赔偿范围除了对被伤害人补偿之外,还包括精神医学诊断费、精神医学鉴定费、伤残鉴定费等。

四、鼓励参与社会共治

规定在制止严重精神障碍患者伤害案(事)件中,见义勇为人员、精防人员、公安民警、协助监护人受到伤害,其赔偿额度为对应额度的 1.5 倍。

第五节　专家点评

谢　斌

（上海市精神卫生中心党委书记）

严重精神障碍患者的监护是一个世界性难题,但在中国长期以来并未成为真正的"难题",因为在传统文化中,患者亲属无条件地承担了监护责任。但是随着人口老龄化、家庭结构变化和传统观念的弱化,我国以亲属自治为主的监护制度正面临着巨大挑战。"以奖代补"措施正是针对这种挑战探索出的一种解决方案,一方面体现政府和社会的责任,开启了"亲属自治"向"公共监护"拓展的序幕;另一方面也实质性认可了监护更多是一种"义务"而非"权利"。这一创举在试点地区已初见成效,既调动了政府部门和患者家属的积极性,也为未来在精神卫生服务中灵活地运用各种"补需方"的政策杠杆开辟了新视野。在制度执行中一些地区针对新问题进行的持续改进完善,则更加值得"点赞"。比如把"奖特定家庭"扩大到"全覆盖"甚至包括"责任团队"、提升奖补标准至足够激励的范围、把单一财政项目拓展到"责任保险"等多措并举。随着试点经验的深化与推广、相关政策的不断完善,定将产生出有关患者监护的更加精彩的"中国方案"。

王文强

（厦门市仙岳医院院长）

严重精神障碍患者的监护问题一直困扰着管理部门与医疗机构,有奖监护政策的出现无疑带来了一缕曙光,也具有重要的现实意义。目前的有奖监护政策主要针对有监护能力而监护不到位的情况设计为多,不管是奖励标准提高、享受面扩大、公益与商业结合,还是规范管理、区分不同风险等级实施分层管理等,都是围绕着这一目标。未来的有奖监护政策,可更多关注无监护能力及监护能力弱而无法尽到监护职责的情况(如父母或监护人年老体弱、患病、贫困等),将这些患者的监护责任落实到具体个人或组织,并结合当地实际出台相应的奖惩措施,真正做到所有患者监护无缺位。

万 红

（武汉市公安局网安支队支队长）

让精神障碍患者得到持续治疗是解决他们肇事肇祸问题的"金钥匙"。实践中,因病致离、因病致贫、因病致弃的现象大量存在。如何让监护人、社区工作者、爱心人士有持续（接力）帮助精神障碍患者的"能力"和"耐力",2016年,江西赣州探索以奖代补政策给全国作出强力牵引。原中央综治办出台有奖监护机制,促进监护责任落实,云南玉溪规范奖补方式,分类发放奖补经费;广东制定监护责任评估制度,依据履责发补;重庆渝中奖补标准走上线,帮扶小组有奖励;甘肃天水惠及所有在册患者,奖补与保险同发力;山东枣庄高风险患者责任险,减轻家庭负担;广东市场化公益化并举,广覆盖多补偿同惠等形式多样、符合实际的措施,使以奖代补得以与地方实际、患者实际无缝对接,无疑是应对精神障碍患者肇事肇祸问题治本之策,必将唤醒监护人、全社会齐抓共管的自觉。当然,相关部门亦应持续以经费、监护人（社区工作者）为重点,以结果为导向,监督此项措施的落实情况,确保好的政策带来好的成效。

第四章
康复服务篇

故事 4：小安如何真正"安人安己"

小安，男，26 岁，学习成绩一直很优异，但在大学三年级时因精神疾病退学。退学后，小安在精神病院接受了 4 周治疗后出院。小安的母亲提前退休后全身心地照顾他，但是小安整日不愿意出门，每天睡到快中午才起床，经常不刷牙不洗脸，很久才洗一次澡，什么都不想做，唯一有兴趣的事就是玩游戏，经常玩到后半夜，体重也长了十多公斤。时间久了，以前的同学越来越疏远他，小安出门时有些居民也对他指指点点，这让原本就内向的小安备受困扰，更加沉默寡言，越来越没有自信。

小安很想接触社会、交朋友，想学点技能从事些简单的工作，但自己所在的社区没有这样的康复机构。父母为了让他更好地康复，准备搬到一个环境幽静、能提供康复和职业训练的社区居住。母亲经常苦口婆心劝慰小安要重新振作，每每这时，小安都很烦躁，认为自己来不及了，自己原来的同学都读研究生或者找了很好的工作，有的也已经成家了，自己只有高中文凭，能做什么。

小安对自己的生活感到迷茫无助，母亲也对照料好小安既没有信心也不懂技巧，作为专业人员的我们，应该怎么帮助他们呢？

存在问题：

严重精神障碍患者普遍存在不同程度的社会功能损害，住院治疗主要解决患者急性期的症状控制,患者病情稳定后的功能恢复则需要出院后持续的康复服务支持。而我国的社区精神康复服务起步晚,基础弱,现有康复资源少且利用度低,服务覆盖面窄,患者参与度不高。同时,部分精神专科医院康复理念陈旧、能力不足,难以对社区康复机构提供技术支持和指导。医疗机构内和社区的精神康复服务都亟待改善。

第一节 康复服务成效

三年来,各试点地区积极探索"治疗康复并重、医院社区衔接"的全程服务模式,帮助患者回归社会。经过三年试点,40个试点地区均已开展院内康复和社区康复服务,康复体系逐步完善,东部全部试点地区及大部分中西部试点地区均实现了社区康复机构建设目标,很多中西部试点地区实现了"零突破"。一方面,各试点地区大力发展社区康复服务,社区精神康复机构从试点前的796家增加到1 774家,增幅达122.8%。试点地区民政、残联、原卫生计生部门依托各自基层机构或组织,或是引入社会组织等(购买服务),建立了社区康复机构,帮助患者在居家环境中接受康复服务;残联的残疾人康复中心也逐渐向患有严重精神障碍的精神残疾人开放,增加了患者接受康复服务的渠道,并且残疾人康复中心的工作人员、康复者和周围居民通过接触严重精神障碍患者,对他们的态度也从原来的害怕和排斥变成了理解和接纳。另一方面,精神专科医院广泛开设康复科,40个试点地区中有35个实现了辖区内100%精神专科医院设有康复科。康复科的设置一方面使得院内康复服务更加丰富、规范,另一方面康复科的专业人员也为社区康复人员提供了针对性的技术指导,提高了社区精神康复的服务水平。

与此同时,各试点地区也在康复内容上不断探索和创新,形成了同伴支持、居住式机构、工疗站、温馨家园等多种形式的康复模式,开展患者生活技能、社交技能、职业能力、服药管理等方面的训练和指导,22个试点地区达到居家患者社区康复参与率不低于30%。如广东深圳、上海嘉定等通过购买服务方式引入社工,促进院内和社区康复服务的多学科发展;北京朝阳、重庆沙坪坝、上海虹口等地区开展以"自助助人"为核心理念的"同伴支持",鼓励恢复良好的患者向其他患者讲述自己的康复经历及感悟,激励他人战胜疾病、回归社会。社区精神康复服务让更广大居家患者提高生活自理能力和社会适应能力,帮助其恢复职业能力,早日踏上回归家庭、回归社会之旅。

第二节 康复政策有突破,多方推动

案例30 加强顶层设计,患者康复融入社区建设
(湖南常德)

常德市积极探索精神障碍社区康复模式,构建医院社区相衔接的康复服务模式。截至2017年底,全市社区康复机构覆盖率达33%以上。

一、城市社区康复机构建设

2016年5月,市委办、市政府办出台了《关于进一步巩固和深化完美社区建设实施意见》,把社区康复机构建设纳入完美社区建设规划中,明确要求社区覆盖要达到30%以上。依托社区机构,按区域建有东、西、南城心理康复中心和启明心会所,辐射整个城区的11个街道。

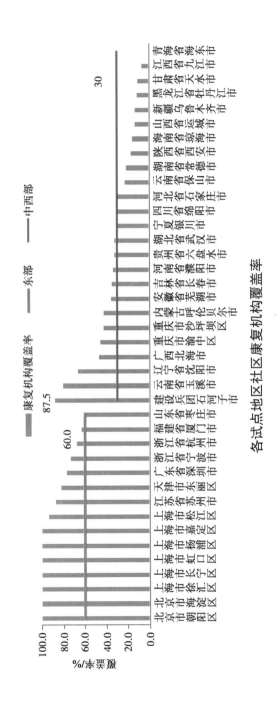

各试点地区社区康复机构覆盖率

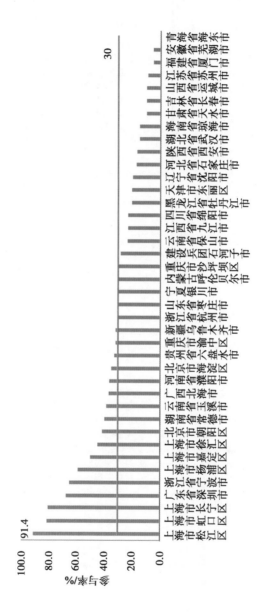

各试点地区居家患者社区康复参与率

二、农村康复机构建设

市人社局、市财政局、市民政局、原市卫生计生委、市残联联合制定下发了《常德市农村地区精神障碍患者康复实施方案》。财政提供经费保障；民政提供资金和物资，并组织社会爱心团体到康复中心为患者献爱心、做服务、文艺表演与患者亲情互动；残联提供康复设施；原卫生计生提供场地和技术支持，负责社区康复的技术保障，如社区精神康复服务团队的人员组成、人员培训、患者康复进程评估、患者服务指导、家属护理教育培训等日常工作。

各康复机构引进社会组织和义工组织参与，开展多种形式的康复活动。服务内容包括生活自理能力、服药依从性、职前基本能力、劳动基础知识、服务业劳动技能、农业劳动技能等方面。部分乡镇还创建了农疗基地。

案例 31　多部门资源整合，社区康复从无到有
（宁夏银川、海南琼海）

残联牵头，街镇主办，卫计支持
（宁夏银川）

一、困难

试点前银川市无专门的精神障碍患者康复机构、无专业技术人员，患者在自治区级精神专科医院住院治疗出院后，后续康复工作衔接不畅。社区康复服务不足是银川市精神卫生事业发展的短板。

二、采取措施

1. 残联部门积极发挥牵头作用，对全市和各县(市、区)精神障碍

康复工作进行了总体规划,建立了精神卫生社区康复工作残联牵头、乡镇(街道)主办、原卫生计生技术支撑的工作机制。

2. 西夏区制定了《西夏区精神障碍患者社区康复机构建设实施方案》,明确指出"以示范型、标准型阳光心园为重点,加强社区康复机构内涵建设",由各镇街道办事处组建阳光心园,通过工疗作业室、多功能室、心理咨询室、美术治疗室、生活技能训练室等功能室,在个案管理服务基础上,拓展家属服务、小组工作、社区工作、药物管理、症状监控、外出游玩、体育锻炼、节日庆祝、学员大会等多元化服务,开发体育音乐绘画类、手工制作类、日常生活技能训练类、健康知识讲座类、文化学习类、心理咨询类、电脑操作类、农疗类及其他康复课程。由专科医生为学员进行危险性评估、用药指导及康复计划制订;基层医疗机构精防医生进行随访评估,及时掌握学员病情发展情况,发现异常及时反馈给精神专科大夫;心理咨询师、社区志愿者及义工监督学员按医嘱督促学员进行服药治疗,为学员进行综合性的社区家庭康复训练,帮助学员学会社会生活技能、社会认知,并且在训练的过程中增进人际交往的能力,最终达到回归社会的目的。

3. 金凤区积极整合辖区自治区级精神卫生优势资源和基层医疗卫生机构,将社区康复机构——阳光心园设在自治区民康医院院内,由黄河东路街道办事处主办,黄河东路双渠口社区卫生服务中心参与组织运行,自治区民康医院提供技术支撑,开展入园前体检,进行危险性评估,确定可进行社区康复的学员,签订协议后免费参加自治区民康医院认知治疗、脑功能治疗、团体生物反馈等更专业的康复活动,并提供部分体疗器械及书籍等,进一步确保阳光心园顺利实施。康复治疗师分成团体心理辅导团队、生活技能训练团队、社会技能训练团队、职业技能训练团队,评估学员自身情况并设计康复计划。康复过程中尊重患者兴趣爱好,由精神科医师、心理咨询师、康复治疗师、社工师、中医师、护士、志愿者提供针对性的康复治疗服务,引导、挖掘适合学员本身的项目,开展一对一心理咨询、团体心理辅导、角色扮演、小组治疗、居家生活料理培训、原生艺术治疗、农疗、体疗及手工作业治疗等,让学员融入到社会劳动和群体活动中。动态评估患者日常生活能力,有重点地调整康复方案,最终为学员重塑心理健康,提高生活照料能力、社会交往能力和适应社会的能力。

4. 召开现场观摩会 为有力推进银川市精神卫生社区康复工作,银川市精神卫生综合管理试点工作领导小组办公室组织市县两级残联、原卫生计生等部门,开展社区康复的街道(乡镇)办事处精神卫生综合管理试点小组相关成员单位、社区康复站负责人及工作人员,实地观摩了西夏区文昌路街道办事处翟靖巷阳光心园,了解了阳光心园建设情况、管理情况和康复工作开展情况。按照"病重治疗在医院,康复管理回社区"的原则,要求各县(市、区)结合辖区实际,探索和采取多种形式,建立和完善"社会化、综合性、开放式"的社区康复体系,用实际行动践行"心有阳光,回归社会"。

三、成效

在 3 家精神专科医院开设康复科的基础上,每个县(市、区)按照覆盖率 30% 的要求,建立了 19 所社区精神卫生康复站。通过行为能力阶段性评估、心理健康咨询指导、音乐治疗、手工制作、工疗、农疗等方式,提高了精神障碍患者社区康复效果。

改建民政场地,购买服务,零的突破

(海南琼海)

海南省委、省政府和琼海市委、市政府高度重视试点工作,制定了《琼海市精神卫生综合管理试点工作实施方案(2015—2017)》《琼海市精神卫生事业发展"十三五"规划》,将精神卫生工作纳入政府经济社会发展规划,建立健全精神卫生综合管理模式和工作机制,积极推进琼海市全国精神卫生综合管理试点工作的组织实施。

在2015年启动精神卫生综合管理试点工作伊始,精神卫生工作重点是突破"三无"(无精神卫生专业机构、无精神科医师、无社区康复机构)现状,社区康复工作被作为重点攻关的工作之一。首先提出将琼海市残联3家残疾人社区康复工作站(万泉镇文曲社区康复示范站、阳江镇上科社区康复示范站、彬村山华侨经济区社区康复示范站)升级为精神障碍社区康复示范站,在继续抓好残疾人康复工作的基础上,把工作重心向发展精神障碍社区康复方面倾斜。2016年,琼海市将社区康复服务作为试点工作重点,明确由民政部门牵头,残联、卫生等相关部门协作,探索完善康复模式。海南省原卫生计生委按照"走出去,请进来"的工作思路,率领琼海市原综治、公安、民政、卫生、财政、人社、残联以及试点工作项目办等人员,前往先进省份学习试点工作先进经验。同时,邀请兄弟省份社区康复工作专家实地考察指导,不断提高琼海市精神卫生综合管理服务水平。

在学习省外先进经验及多部门共同努力下,琼海市整合民政、卫生、残联等部门资源,将民政局旧老干部活动场地,改建成精神障碍社区康复机构,通过政府购买服务方式引进社会组织(50万/年),2016年10月成立琼海市第一家精神障碍社区康复机构——心怡社区康复中心。2017年11月,民政部等四部门印发《关于加快精神障碍社区康复服务的实施意见》,海南省提出到2025年85%以上的市(县)将广泛开展精神障碍社区康复服务,65%以上的居家患者接受社区康复服务,支持社会资本建设精神障碍患者社区康复机构,使精神障碍社区康复服务迎来了新的机遇。2018年初,海南省卫生计生委根据《海南省2018年中央补助地方严重精神障碍管理治疗项目实施方案》等文件精神,拨付琼海市100万元开展精神障碍社区康复工作,要求在原有的基础上增设琼海市皮肤性病与精神卫生防治中心精神障碍社区康复部,结合琼海市精神障碍患者门诊免费服药工作,为患者及家属提供康复训练指导。

琼海市精神障碍社区康复工作从无到有,借助试点机遇迅速提升,为患者的全程服务增添了一抹亮色。

案例 32　康复网络医院、街镇全覆盖
（辽宁沈阳）

根据试点工作要求,沈阳市大力推进精神疾病院内康复体系和社区康复体系建设。

在院内康复方面,全市 14 家精神专科医院均成立了专职康复科,实现了 100% 的覆盖。深入拓展康复项目,开展了针对患者融合家庭、社会的厨艺培训、求职实用技巧、生活小窍门、计算机岗位应用技能、形体训练、认知行为、认知矫正、大脑生物反馈等有利于提高患者生活质量、社交能力以及促进疾病痊愈的一系列有效康复项目。并根据临床康复患者的实际情况、角色所需及时设计、调整康复方案,为患者提供全面、有力康复支持。

社区康复方面,沈阳市残联、卫生部门相继投入 200 余万元,全市建设完善了有专人管理的社区康复站 222 家,其中位于社区卫生服务中心的 22 家,在街道独立设立的 198 家,覆盖 13 个区(县),为危险性评估 0 级的患者定期提供社区康复服务。主要包括日间照料、手工制作、厨房、爱心超市、文体活动、体育锻炼等康复项目。覆盖了12 000 多名社区患者,每年有 7 800 人参加社区康复活动,患者进站率达 66% 以上。

在此基础上,沈阳市印发了《沈阳市示范精神疾病社区康复站建设工作实施方案》(沈卫办〔2014〕385 号)(详见附件),启动示范康复站创建活动。三年累计投入残联专项资金 108 万元,建成社区示范康复站 54 家。以点带面,逐步深化,切实提高患者接受社区康复服务比例,为精神疾病患者出院后提供优质规范的康复服务。

同时,为提高社区康复能力,沈阳市精神卫生中心成立了"社区精神康复指导中心",带动全市 222 家社区康复站,定期为各社区康复工作者提供培训与指导,提高康复人员技术水平,使患者近距离享受优质的精神康复服务,早日回归社会。

第三节　康复机构怎么建,标准探索

案例 33　全市社区康复机构统一标准建设
（山东枣庄、湖北武汉）

依托现有资源,分类标准逐步推进
（山东枣庄）

一、背景

2015 年国家精神卫生综合管理试点落户枣庄,试点工作要求之一是开展社区精神康复服务,但枣庄市社区精神康复服务却是空白。为了补齐这一工作短板,枣庄市在《枣庄市精神卫生综合管理试点工作实施方案》中提出明确要求,以街镇为单位,建立社区精神康复机构,确保覆盖率在 2017 年底达到 60%,逐步提高居家患者社区康复参与率,为居家患者提供康复活动场所,开展药物管

理、自我照料、健康管理、社交能力训练、工疗、农疗、就业技能训练等康复服务。

二、具体做法

(一)前期准备

召集民政、原卫生计生、残联等试点工作成员单位召开协调会议,专题研究社区康复机构建设情况,最后达成一致共识:依托现有资源,根据不同情况,按照不同标准逐步推进。有的在原民政、残联部门建立的康复机构基础上进行改扩建,有的在乡镇卫生院(社区卫生服务中心)现有房屋的基础上建设,逐步推进。

(二)标准制定

考虑到各街镇的具体情况不同,建成的康复机构不会完全一致,为了使康复机构的建设规范化,也为了便于验收考核,试点工作办公室按照协调会议的决议制定了《枣庄市精神病人康复站建设标准》,将康复站建设标准分为基本型、标准型、示范型三类,并制定了考核验收标准。

(三)建设进度

标准制定后,第一年选择在原有康复机构的基础上进行改扩建或有空闲房屋的乡镇卫生院(社区卫生服务中心)先行。第一年建成基本型康复站 26 家;第二年建成基本型康复站 4 家,标准型 3 家;第三年建成标准型 6 家,并将前两年建成的 30 家基本型康复站升级为标准型 23 家。截至 2017 年底,全市共建成精神障碍患者基本型社区康复站 6 家、标准型社区康复站 33 家,街镇覆盖率为 60%。

(四)制度建设

在完成康复站基础建设的基础上,市项目办制定了康复站工作制度、工作流程、康复站工作人员职责等规章制度。制订了"枣庄市社区康复记录手册",供各康复站参考使用,对康复站的工作起到了很好的规范作用。

(五) 人员培训和补充

市项目办对精防人员进行社区康复知识培训,并充分发挥社会组织的力量,与义工联盟、志愿者协会和社工组织联系,充分利用社会组织参与精神障碍患者的社区康复,取得了较好的效果。

(六) 运行方式

康复站运行初期,枣庄市使用试点工作经费维持,后期采取民政、残联、卫生多方筹资的方式。下一步,将根据《关于加快精神障碍社区康复服务发展的意见》(民发〔2017〕167号)精神,采取政府组织领导、部门各负其责、家庭、单位和个人尽力尽责、全社会共同参与的综合管理机制,继续开展精神病患者社区康复工作。

三、康复患者转介

纳入社区随访管理患者中适宜参加社区康复的,经患者和监护人同意后,由精防人员转介至社区康复机构进行康复。精神障碍患者社区康复期间,病情复发的,可通过精神障碍社区康复机构向医院快速转介。

四、取得成效

全市各康复站每月可接纳康复期患者约2 600人次进站康复,主要开展用药管理、生活技能训练、社交技能训练、居家康复指导、职业能力训练,开展工疗、娱疗等康复活动,受到了患者及其家庭的普遍欢迎。

机构标准与人才培养，同步建设

（湖北武汉）

武汉市攻坚克难，构建康复服务体系，重点解决了建设主体责任部门不明、建设标准不清和康复服务人才不足的问题。

一、构建康复服务网络

2015 年 9 月，市人民政府印发《武汉市开展全国精神卫生综合管理试点工作实施方案》（武政办〔2015〕129 号），要求至 2017 年底，全市至少建设完成 50 个街道（乡镇）精神障碍患者康复机构。为完成国家及市人民政府目标任务，市精神卫生综合管理试点工作领导小组办公室与相关部门协商共建 50 家精神障碍康复机构。其中 2016 年卫生部门主动担当建设 20 家，残联建设 10 家，列入市政府十件实事之一。2017 年卫生部门又建设 10 家，残联建设 3 家，民政建设 10 家。至此武汉市、区、街道（乡镇）均设有精神障碍康复机构，逐步形成市、区、街道（乡镇）、社区（村）、家庭"五级康复网络"。

二、制定康复机构标准

2016 年 5 月，武汉市原卫生计生委联合市残联共同制定精神障碍康复机构建设标准并联合发文，要求各区对照标准建设。建设标准对精神障碍康复机构建设规模、空间布局、建设标准和人员配备等作了详细的规定（见下页图）。

建设规模方面，要求康复机构房屋使用面积不少于 150 平方米，每天服务人数不少于 15 人。

空间布局方面，要求设立多功能训练室、访谈室、手工作业室、体疗室、办公室等功能区。

建设标准方面,要求有固定的服务场所、建筑单体符合质检消防规定、配备电视机等。

人员配备方面,要求配备管理人员、社会工作者及精神卫生技术服务团队。

三、培养康复服务人才

在市精神卫生中心和市武东医院建立精神障碍患者康复师培训与技术指导基地,负责全市精神障碍患者康复师培训和基层康复机构技术指导。在加大引进精神科医师和护士的同时,遴选优秀精神科医护人员到北京大学第六医院参加康复师资培训,随后 2016—2018 年连续三年举办全市精神障碍康复师培训班,对全市精神障碍康复机构从事精神障碍康复的工作人员开展培训。

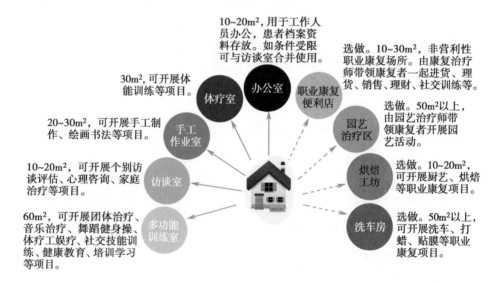

武汉市精神障碍康复机构功能分区标准

注:依据《市卫生计生委关于印发武汉市 2016 年街道乡镇精神障碍患者康复机构建设细则的通知》(武卫生计生通〔2016〕124 号)

案例 34 工疗车间(站)/庇护工厂,SOP 走起
（浙江宁波、杭州,江苏苏州）

各部门政策连出台,辅助性就业有保障
（浙江宁波）

宁波市深入探索和建立"政府主导、社会参与、因地制宜、示范先行"的残疾人辅助性庇护就业机构,积极推进智力、精神残疾人庇护性就业,在政策上予以扶持,在经费上予以保障,切实解决和推动宁波市有劳动能力的智力、精神残疾人的就业生存问题。

一、政策支持

2008 年 1 月,宁波市残联、国税局、地税局联合制定下发了《宁波市盲人按摩机构工疗机构及其他安置残疾人单位资格认定办法》,对工疗机构(包括庇护工场)的兴办主体、认定机构及税收优惠政策享受的审查等进行了明确的规定。

2010 年 7 月,市残联、财政局、人社局、国税局联合印发《关于印发宁波市"阳光家园"创建工作指导意见的通知》,要求庇护工场与市政府残疾人共享小康工程政策相衔接,与集中安排残疾人就业和生产庇护产品相结合,为精神残疾人提供生活技能训练、文化娱乐、体育健身及辅助性就业等服务,着力改善残疾人的生活状况。

2011 年 3 月,市残联根据宁波市政府下发的《关于进一步支持福利企业发展促进残疾人就业的实施意见》,下发了《关于实施宁波市人民政府关于进一步支持福利企业发展促进残疾人就业的实施意见有关水电费审批手续的通知》,明确工(农)疗机构、辅助性庇护工场等其他集中安置残疾人的单位按福利企业享受用水用电相关优惠

政策。

2015 年 7 月，宁波市残联联合市委组织部、宣传部、编委办、财政局、人社局、国资委、民政局、原卫生计生委、市场监管局等 10 部门下发《宁波市促进残疾人就业工作实施意见》，文件中对发展残疾人庇护性就业提出要求：因地制宜建立残疾人庇护性机构（阳光家园），组织安排心智障碍者及其他重度残疾人从事简单劳动职业康复训练，并给予必要的生活照料。

2016 年 7 月，市政府印发《宁波市人民政府关于加快推进残疾人全面小康进程的实施意见》（甬政发〔2016〕70 号），提出全面落实促进残疾人就业税费减免、社会保险补贴等优惠政策，支持社会各种投资主体创办福利企业和工疗机构，在同等条件下，政府优先采购残疾人集中就业单位的产品和服务。对福利企业安置残疾人就业的，每安置 1 人，每年按不低于当地 1 个月最低工资的标准予以奖励，并对残疾人职业技能培训、无障碍设施改造给予补助。对残疾人辅助性（庇护性）就业机构，除根据规模给予一次性开办经费补助外，每安置 1 人，每年按不低于当地 2 个月最低工资的标准予以补助，并对场地（所）租赁、技能培训、康复器（设备）配置、无障碍设施改造给予补助。

2016 年 9 月，市残联、原卫生计生委、民政局、公安局、财政局联合印发《关于印发宁波市精神卫生社区康复机构建设实施方案的通知》（甬残联〔2016〕59 号）要求，各县（市）区原则上有 30 名以上严重精神障碍患者（持证精神残疾人）的乡镇（街道）建有 1 家精神康复中心，接收严重精神障碍康复者的比例在原有基础上增加 20% 以上。

二、社会参与

1. 由企业经济实体出资，兴办残疾人庇护工场，凡符合规定条件,通过验收,被依法认定合格的,挂市"阳光家园"标识,享受国家有关残疾人集中就业的税收优惠政策;对庇护工场的管理和护理岗位列入政府开发的公益性岗位,符合条件的人员按照《宁波市人民政府关于进一步做好促进就业工作的通知》有关规定,享受岗位补贴、社保补贴等扶持政策。

2. 企业与残疾职工签订劳动合同,为每位残疾职工缴纳社会保险;通过金融机构按月发放不低于当地最低工资标准的工资。社区精防医生每月 1~2 次到车间为残疾人职工进行病情观察、服药指导、康复训练,并为每个残疾职工建立了医疗档案。

3. 庇护工场作为企业的一个车间,由企业提供原材料,把劳动强度低、时间要求松、工艺程序简单的产品如串珠、丝网花等给康复者手工加工。部分区县将生产的产品作为专产、专营的庇护产品,纳入政府优先采购范围。如海曙区政府下发了《海曙区残疾人庇护产品政府优先采购实施方案》,明确"怡情牌"一次性纸杯作为残疾人庇护产品,要求全区财政拨款单位统一购买"怡情牌"一次性纸杯;原江东区将"喜憨儿"产品列入江东区政府采购产品目录,并建立了"喜憨儿"庇护产品实体专营店。

三、资金扶持

1. 建立稳定的经费保障制度,市财政给予一次性建设经费补助。符合省级残疾人小康·阳光庇护中心的工疗机构,一次性补助 20 万~30 万元;符合市级"阳光家园"的工疗机构,一次性补助 5 万~20 万元。

2. 建立日常经费动态管理机制,符合宁波市"阳光家园"的机构,按接收康复者人数给予日常运作经费 6 480 元 /(人·年)。

3. 对庇护工场的管理和护理岗位,列入政府开发的公益性岗位,经残联认定,按每人每月 300 元标准给予机构就业补贴。

宁波市级阳光家园规模分类表

类别	实用面积 /米²	入托人数/人	专(兼)职医生/人	管护工/人	床位/张	举办主体	市级补助额度/万元
Ⅰ类	350 以上	20 以上	1	4 以上	20 以上	县(市)区级以上	20
Ⅱ类	250~350	15~20	1	3~4	10 以上	街道(乡镇)级以上	10
Ⅲ类	200~250	10~15	1	2~3	日间照料为主	街道(乡镇)级以上	5

浙江省残疾人小康·阳光庇护中心规模分类表

类别	建筑面积/米²	入托人数/人	专(兼)职医生/人	护工(管理)/人	床位/张	补助额度/万元
Ⅰ类	1 500 以上	50 以上	2~3	6 以上	30 以上	30
Ⅱ类	1 000~1 500	36~49	1~2	4~5	20 以上	25
Ⅲ类	500~1 000	20~35	1	3~4	日间照料为主	20

四、运行流程

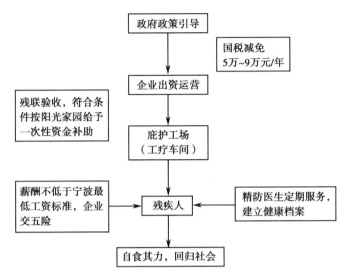

宁波市精神智力残疾庇护工场运行流程图

五、康复成效

市残联通过"阳光家园"搭建辅助性庇护就业平台,不但解决了部分精神、智力残疾人的就业问题,改善了他们的经济条件,也极大地减轻了残疾人家庭和社会的压力,受到一致好评。截至2017年底,宁波市共有残疾人庇护机构19家,安置精神和智力残疾人715人,其他残疾类别181人。宁波市鄞州区"阳光家园"中的23名智力残疾人还走上了工作岗位,真正地融入到了社会。

仁爱家园多内涵——工疗站、会所,共促回归
(浙江杭州)

2016年,杭州市相继出台了《杭州市人民政府关于进一步加强精神卫生综合管理工作的实施意见》和《杭州市仁爱家园管理办法》

等一系列政策文件。全市各级政府明确了仁爱家园是由乡镇(街道)政府举办,由市编办发文将各地仁爱家园纳入事业单位登记目录,从而把仁爱家园作为重要的民生工程来抓。同时也涌现出了一批具有国际会所标准和服务要求的康复仁爱家园。

杭州市已建立起精神专科医院、社区卫生服务机构、基层精神康复机构三级精神康复业务指导体系。以杭州市第七人民医院为地区龙头的专科联盟是仁爱家园等基层精神康复机构的主要业务指导机构。自 2008 年起,引入包括药物自我处置、症状自我监控和回归社会等技能训练程式在内的先进的精神康复程式化训练并全面推广,培养了基层康复指导员百余名,累计已指导 3 000 余名患者进行康复训练。

杭州市明确要求仁爱家园的运行模式为:按照仁爱家园的等级评审要求,各乡镇(街道)负责场地、配备相应的日常工作人员,特别是配备能提供专业指导的精防医生,各地残联根据等级做好每年的运行资金的开支及预算,市精卫办负责技术指导和等级评审。杭州市精神康复全程服务事业的发展坚持走"三疗一教育"之路("三疗"指工疗、娱疗、药疗,"教育"指健康教育),遵循《杭州市仁爱家园管理办法》为规范准则,坚持"工疗只是康复的阶段,最终还是要走出去"的总体思路,不断加强基层仁爱家园的服务规范建设。

2007 年成立的下城区潮鸣仁爱家园最具代表性。该会所是杭州市最早开展以精神康复者自治自管的机构,是中国内地首家通过国际会所发展中心认证的社区精神康复会所,致力为离开医院回到社区的患者提供精神康复服务场所。精神康复者自愿并以会员身份参与会所活动,与会所工作人员共同管理会所事务。践行国际会所发展中心提倡的为患者创造积极、宽松的环境,发挥患者的内在动力,使患者康复达到最佳水平的模式。截至 2017 年底,潮鸣街道康复会所满足了 80 余名会员不同层次康复需求,建立了 4 个"精神康复社会实践基地",选送经会所康复训练的患者参加社会实践。已有 1 人考取社工证,独立就业,8 人实现了过渡就业。全市共建成并运行工疗站 134 家,其中等级工疗站 90 家(根据房屋面积、房屋设置、工作人员配备等划分为一级、二级、三级,分级标准见附件),城区已实现镇(街)全覆盖且等级工疗站全覆盖,已有 3 家工疗站创建成为"平安工疗站"。

(一) 政策支持

1.《杭州市人民政府关于进一步加强精神卫生综合管理工作的实施意见》

2.《杭州市仁爱家园管理办法》

市编办发文
仁爱家园纳入事业
单位登记

(二) 运行机制

乡镇(街道)——→ 场地、医生和工作人员配备

各地残联　——→ 每年运行资金开支及预算

市第七医院——→ 技术指导和等级评审

根据等级进行
分级分标准
运行

(三) 经费保障

每个仁爱家园基本补助 5 万元,工疗员人数 × 托管费[0.3 万元 /(人·年)],水电气按非经营收费,工疗产品享受国家残疾人就业税收优惠,工疗产品纳入政府优先采购范围等。

(四) 康复指导

专科医院

社区卫生服务机构

基层精神康复机构

三级精神康复业务指导体系

➢ 培养高层次站长、管理骨干和工疗积极分子三个层次的人才队伍。特别是站长每年还需要参加市组织培训不少于 5 学时 / 年。

➤ 管理人员岗前参加不少于 20 学时规范培训,通过考核,由市残联、市劳动保障局颁发证书,实行持证上岗。

附:工疗站分级标准(摘自《关于下发杭州市精神卫生"仁爱家园"工疗站等级评审标准的通知》)

(一)各级仁爱家园工疗站房屋的人均面积应达到以下标准

一级仁爱家园工疗站人均面积 >4 平方米

二级仁爱家园工疗站人均面积 >7 平方米

三级仁爱家园工疗站人均面积 >10 平方米

(二)各级仁爱家园工疗站的房屋设置应达到以下标准

一级仁爱家园工疗站应设:工疗室、活动室、医务室、办公室。

二级仁爱家园工疗站应设:工疗室、活动室、医务室、示教室、多功能治疗室、办公室、仓库。

三级仁爱家园工疗站应设:工疗室、活动室、医务室、示教室、多功能治疗室、功能锻炼室、食堂(休息室)、仓库、办公室、卫生间。

(三)工疗员人数及重性精神患者数标准

一级仁爱家园工疗站:总工疗员数达 20 人以上,其中严重精神障碍 8 人以上。

二级仁爱家园工疗站:总工疗员数达 25 人以上,其中严重精神障碍 12 人以上。

三级仁爱家园工疗站:总工疗员数在 35 人以上,其中严重精神障碍 20 人以上。

(四)仁爱家园工疗站工作人员配置标准

一级仁爱家园工疗站:至少配备站长、管理员、医务人员各一名。

二级仁爱家园工疗站:至少配备站长一名、管理员二名、医生一名。

三级仁爱家园工疗站:至少配备站长一名(专职)、管理员三名、医生一名(专职)。

(五) 仁爱家园工疗站基本设备标准

一级仁爱家园工疗站:至少配有音响设备、文化体育用品(棋类、扑克、图书等)、药品柜、血压计、听诊器、空调。

二级仁爱家园工疗站:至少配有音响设备、文化体育用品(棋类、扑克、图书、球类等)、药品柜、血压计、听诊器、身高体重计、音乐治疗设备或功能锻炼设备、空调。

三级仁爱家园工疗站:至少配有音响设备、文化体育用品(棋类、扑克、图书、球类等)、药品柜、血压计、听诊器、身高体重计、音乐治疗设备、功能锻炼设备、空调、卫生设施。

太仓职康,两种模式一个目标

(江苏苏州)

苏州市各地整合残联、民政等多部门资源,因地制宜创新康复形式,在发展实践中形成了四种模式,分别为街道主办的姑苏模式、依托老年人托养中心(居家养老日间照料中心)建设的模式、整合社区卫生服务机构建设的模式、通过福利企业开设庇护工厂的模式。康复机构坚持对病员进行工疗、药疗、娱疗和心理教育"三疗一教育"模式,帮助患者全方位康复,早日融入社会。其中以太仓市的庇护工厂的康复形式最有特色。

太仓职业康复模式分为两类,一类是在工厂中开设精神障碍患者康复车间,根据患者精神、躯体情况,在工厂原有工作中选择适宜的工序交由福利车间完成,如"恒力手帕"安排患者完成手帕折叠的工序。另一类是为精神障碍患者设立的专门康复工厂,其中也分两种模式,第一种是由社会组织苏州蓝谐新明珠服务外包有限公司创办的残疾人庇护工场——善爱益家社会工作服务中心,政府通过购买服务的形式向患者提供康复服务;第二种是,2015 年太仓欧商投资协会,借鉴德国奥芬堡的 Lebenshilfe 模式,投资 200 万元成立太仓中德善美实业有限公司,是德企在华首家残疾人福利工厂,得到了 30 多家太仓欧洲企业以及当地政府和残疾人联合会的支持,太仓市政府投资 80 万元人民币,欧商投资协会除投资以外,其成员企业或出资、或提供订单、或赞助设备,推进了项目的进展。中德善美两年来招聘太仓户籍、年满 18 周岁,通过专业评估的精神残疾人士 28 名,为确保残疾人的出行安全,对残疾员工实行上下班厂车接送制度,严格按照《中华人民共和国劳动法》的各项规定,为残疾员工购买各类社会保险,充分保障残疾人的合法权益;聘请具有丰富康复经验的德国技术人员作为指导,实行轮岗责任制,通过设备改良,帮助残障人士在更加专业、安全的环境中工作,提升信心,实现自我价值。并与社会志愿组织合作,为员工提供知识讲座、心理辅导等服务,组织员工积极参与文体活动,关注员工身心健康,促进和谐发展,受到了员工家属和社会的肯定。

太仓市政府对精神康复积极扶持,太仓市残联补助残疾人托养中心工疗车间每年 30 万,中德善美政府总投入 80 万,中广核善爱之家总投入 100 万。所有接收工疗或农疗的患者,依据《残疾人托养服务工作实施意见》,每人每月享受 400 元日间托养补贴。在太仓市政府大力推动下,还涌现出精神康复农疗基地、精神康复扶持创业园等多种类型的精神康复形式,有力地推动精神障碍患者回归社会。

案例 35　院内康复,丰富多彩

(吉林长春)

一、背景

长春市心理医院(市第六医院)作为长春市唯一一所集医、教、研、防、公共卫生五位一体的三级精神疾病专科医院,自 2012 年医院迁入新址,环境有了很大的改善,同时医院对康复工作也提出了更大的要求。迁址初期,康复科建筑面积 460 平方米,服务人群只是住院患者,康复器械陈旧、康复技术手段单一(以工娱为主),同时受空间格局影响只能通过分区的方式开展日常康复活动;科室工作人员 14 人,1 名医生、9 名护士、4 名康复师,护士占比 64%,多数是从临床退下来的年纪偏大的老护士,50% 接近退休年龄。

随着 2015 年长春市确定为全国精神卫生综合管理试点城市,对精神康复工作提出了更高的要求,原有以工娱为主的康复服务形式,已不能满足"精神障碍预防—治疗—康复工作体系"建设的需求。长春市心理医院借此机遇对院内康复服务进行了丰富和深化。医院每年投入近 20 万元,改善康复设施和环境,从最初利用室外楼中间区域建立近 1 000 平方米的室外活动区域,到购置康复体育健身、娱乐影音等设备,派出业务骨干外出学习,引入有专业特色的康复师,先后建立 320 平方米、500 平方米的两块农疗基地等,为医院康复工作的起步创造了条件。2018 年底,康复科有 15 名工作人员,其中 1 名医生、9 名护士、5 名康复师,每位工作人员都有自己的康复训练职责和工作任务,在每年为近 15 000 人次住院患者提供康复服务的同时,将服务延伸到社区康复站,积极开展社区居家精神患者的康复指导工作。

二、具体工作措施

(一)加强科室基础建设、丰富康复内容

1. 医院通过增加对康复科的建设经费投入,购置更新体育健身等康复器械、娱乐音响设备、烘焙用具、日常康复用品推进康复工作开展。同时,借助国家精神卫生综合管理试点平台新建农疗康复基

地、改造"彩虹咖啡吧"、改善开放式居住机构环境,为推进下一步工作的开展奠定了基础。

2. 针对科室康复项目简单,康复患者参与性差的实际情况,通过对外聘请专业老师、开发科内康复师、引进有专业特色的康复师先后开展了书法康复培训、瑜伽康复训练、舞动训练、素描康复训练、体育康复训练等多种文娱康复训练活动,增加了康复形式,丰富了康复内容,帮助实现住院患者身体体能、肢体协调性、心理状态的改善,在增加了兴趣爱好的同时,让患者舒缓压力与焦虑,达到平和心境的目的,从而改善患者住院的依从性及身心的恢复,在院康复患者活动参与性大大提高。

3. 为加强院内康复的专业能力,提高康复的技术水平,医院选派骨干康复师赴北京、上海等城市参与十余次的康复培训和学习,涉及精神运动康复、舞动康复训练、作业治疗等国内外前沿的康复技术和康复模式,为增加康复手段和拓宽康复领域做好准备。

4. 为扩大健康知识科普宣传,康复科借助医院专家资源每周组织康复者开展健康科普讲座、组织在院开放病区康复者及家属护理、用药、康复等培训、举办面向社会的"社会心理大讲堂",针对不同群体开展精神心理科普知识宣讲,既提高患者、家属、市民对精神疾病的认识,对康复、用药、日常护理知识的了解,又可以帮助其更好地获得身心的健康。三年来,举办康复者健康科普讲座 150 余次,举办在院开放病区患者及家属护理、用药、康复等培训 60 余次,举办"社会心理大讲堂"28 次,受益群体近万人。

(二)拓宽康复领域、完善康复内涵

1. 医院借鉴欧盟项目在长春市开展的成功经验,依托国家精神卫生综合管理试点平台,对恢复期精神疾病患者开展了有针对性的职业技能训练,在医院内设置了模拟职业康复岗位。随着工作深入,2016 年在精神康复服务示范岗爱心彩虹咖啡吧、影印中心基础上,又增加了伙食科面点销售、伙食科零杂工、导诊辅助人员等十余个模拟职业康复岗位,为院内患者的职业康复及过渡就业提供了空间。

2. 于 2016 年引进烘焙项目,设立烘焙制作岗位,由康复师指导康复患者参与烘焙制作,并多次举办烘焙新品品鉴会,为各类会议提供伴手礼,制作会议期间茶歇甜点,帮助康复者在康复工作岗位中建立自信,从而逐步回归社会。

3. 2015 年在院内首先开辟楼之间狭长的 U 形地带建立 320 平方米的农疗康复基地,开展农疗康复活动,分别举办两届蔬菜采摘节,丰富了在院患者的业余生活,康复患者在欢声笑语中体会着劳动带来的快乐和收获的欣喜。2016 年下半年又在医院后院开辟场地新建占地近 500 平方米的农疗基地,使医院农疗工作走上崭新的一页,在康复者的积极参与下,将农疗基地上的绿色无公害农业蔬菜产品带到了患者家属和职工的餐桌上。

4. 改善开放式居住环境,利用开放式居住机构开展生活起居训练、物品管理、物品采购、日常聚会、烹饪及角色扮演等各种形式的家庭生活训练和生活技术训练,使患者真实体验了居家和生活的感受,为回归社会、回归家庭奠定了基础。

5. 为帮助心理、精神疾病患者通过读书的方式保持与社会的接触和了解,帮助他们加快认知的恢复,医院借助社会资源,与长春市图书馆建立了长春市图书馆市心理医院分馆,2 000 多本各领域的全新图书给在院患者提供了大量的精神食粮。在院康复患者可以在康复科阅读图书,也可以在医生允许下通过疗区医护人员的图书卡,借回病区阅读。与此同时,借助此平台设立了图书管理员这一模拟就业岗位,由一名康复患者参与此项工作,经过市图书馆的规范培训及康复师的指导,可以独立操作查询、借鉴设备,做好日常图书的上架、借阅、归还、登记等工作。

6. 医院建立"精神障碍患者、家属与志愿者协会",逐步推进规范化管理及自治自管,开展各类社会活动,参与医院举办的医患运动会、参观东北沦陷纪念馆培养爱国情怀、参观城市规划馆感受现代化城市发展的脚步、走入公园开展拓展公益活动、走入社会开展公共场所的志愿服务活动等。

7. 充分发挥精神专科医院的技术优势,医院的康复师深入全市各社区卫生中心指导和帮助社区建立社区精神康复服务站,并指导社区居家康复者的日间康复活动,制订康复计划,开展手工制作、书写书画、体育训练、舞蹈训练、科普讲座等康复活动。社区精神康复站作为院内康复工作向社区康复延伸的一个大胆尝试,同时也得到居家患者及家属的认可。

(三) 加快康复专业化、规范化步伐

1. 在医院派出康复师外出学习的基础上,科室建立内部业务学习制度,每月至少 4 次,交流分享外出学习、培训心得,进行团体康复课程体验、标准康复课程示教。保证了康复团队对前沿康复技术的了解,增加了各康复师之间的技术交流,使康复师团队成员能够共同成长。

2. 借助医院信息化的推进,建立以患者康复病历及康复记录为主体的康复病案体系,提取患者基本信息建立康复患者的基础数据信息,同时对康复患者生活功能、交往能力、肢体功能等方面进行评估,以此作为制订康复计划的依据,结合个体需求制定个性化的康复课程安排,为科室康复工作规范化、康复技术专业化、康复流程标准化打下基础。

通过这几年的摸索,长春市院内康复专业技术水平不断提高,职业康复成为特色,也有越来越多的社工参与到社区康复工作中。

第四节　康复服务啥内容,百花齐放

一、背景

2009 年,海淀区精神卫生防治院(以下简称"海淀精防院")与北京大学第六医院、意大利"爱心与服务协会"开展技术合作,建立并逐步完善了"医院 - 社区全程自助化精神康复链"服务模式。这一服务模式包括"院内封闭式康复 - 院内开放式康复 - 院外居住式康复 - 社区自助式康复"四个紧密衔接的环节,实现从医院到社区、从封闭到开放的全程康复,使精神疾病患者逐步实现自助管理、获得社会认可,最终实现回归家庭、回归社会的目标。

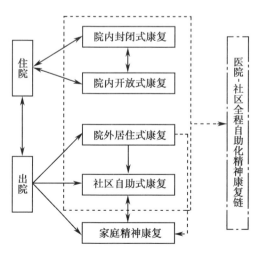

"医院 - 社区全程自助化精神康复链"示意图

二、精神康复链内容

海淀区"医院 - 社区全程自助化精神康复链"包括四个环节：

环节一为院内封闭式康复。院内封闭式的治疗由海淀精防院护理部及康复中心负责。入院的严重精神障碍患者在病情得到控制之后，首先参加病区内以生活自理能力训练为主的康复训练，患者通过医疗护理专业人员的共同评估后，才有条件进行由院内康复中心负责开展的生活技能训练、社交技能训练、体能训练等多样化的康复训练项目，并有机的结合 8 项职业康复项目让患者参与。通过职业康复项目患者每年可以得到 1 100~1 500 元收入，供其自由支配。

环节二为院内开放式康复，以远离住院区、家庭式布局的开放管理方式，促进患者逐步恢复自我管理、自我照顾的能力。开放病房的患者均是经过病区筛选，严格评估后转入恢复期的患者。

环节三为院外居住式康复，在社区建立院外居住式康复园，为出院后回归家庭之前的过渡期患者提供中途康复场所。至今海淀区已经建成 8 家院外居住式康复园，为了更加真实的模拟社区的生活情况，要求周边配套设施齐全、交通便利的社区或厂区建立康复园，通常由 1~3 名海淀精防院的护工协助康复者的日常生活。

以上三个环节的康复训练项目均由海淀精防院统一管理和实施，始终贯穿生活技能训练、社交技能训练、兴趣爱好训练、体能训练、职业技能训练等多样化的康复训练项目。

环节四为社区自助式康复，通过建立 34 家社区日间康复照料站，让处于社区适应期的患者在社区中进行多样化的康复训练。

医院全程康复项目内容

环节	名称	活动内容	活动频率	三年内参与康复的人次数
院内封闭式康复	生活技能训练	能工巧匠	每周 5 次	503
	社交技能训练	话筒时间	每周 5 次	536
	兴趣爱好训练	心灵手巧	每周 3 次	2 710
	体育游戏训练	舞动青春	每周 1 次	1 580
	职业技能训练	纸巾使者	每周 5 次	1 360
院内开放式康复	生活技能训练	内务整理	每周 7 次	2 310
	社交技能训练	超级访问	每月 1 次	63
	兴趣爱好训练	刺绣大会	每周 3 次	1 563
	体育游戏训练	运动竞技	每季 1 次	2 880
	职业技能训练	如此"包装"	每周 5 次	2 695
院外居住式康复	生活技能训练	厨艺比拼	每周 5 次	1 435
	社交技能训练	谈心时间	每周 5 次	1 355
	兴趣爱好训练	画笔生辉	每周 5 次	865
	体育游戏训练	踏青	每季 1 次	1 869
	职业技能训练	洗车	每周 5 次	1 995

2016 年 2 月,区残联与原区卫生计生委共同印发《海淀区精神残疾人社区"日间康复照料站"工作实施方案》,区残联负责项目管理及经费支持,在辖区内建立精神残疾人社区"日间康复照料站",平均每周组织 2 次丰富多彩的精神康复活动。区精卫中心社区康复科在原区卫生计生委领导下负责组织社区康复技能培训,依据康复项目每半年开展一次技术督导。5 家精神康复区域分中心每年定期组织迎新年联欢会、植树游园、采摘、职业康复技能大赛、精神卫生日主题宣传等活动。辖区精防人员提供精神康复技术支持,对康复者进行定期评估、开展丰富的康复训练项目及专业性的心理干预,并为每一位康复者建立完善的电子档案。

三、成效与经验

海淀区精神疾病康复服务,已由过去的医院庇护式发展至现今的医院 - 社区全程自助式,而以患者为中心的康复理念和贯穿始终的康复项目对精神疾病患者的整体康复效果及融入社会的成效显著。

(一)实施效果

1. 精神疾病患者的生活质量和社会功能显著改善 院内职业康复项目包括餐具加工、一次性尿垫加工、手工制作、洗衣、缝纫、园艺训练、厨房帮厨、面包制作等;院外居住式康复包括洗车、餐具加工、超市经营、印刷复印等项目。患者平均每个工作日工作 1~4 小时,在住院康复期间均可获得劳动收入。2015—2018 年参加社区日间照料站的康复人数累计 3 861 人,通过各种康复训练,每年均有患者实现不同程度的就业。4 年来,全日制就业 347 人,半日制就业 167 人,兼职就业 87 人,灵活就业 129 人。2015—2018 年,发展为精神康复志愿者和承担照料家人责任的人数逐年递增,志愿者从 65 人增长至 105 人,承担照料家人责任从 437 人增长至 582 人。

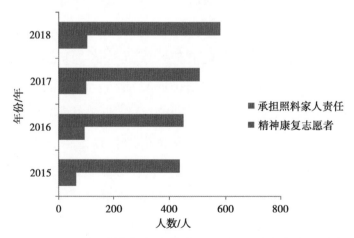

2015—2018 年精神康复志愿者和承担照料家人责任人数

2. 降低患者家庭经济负担,节约医疗成本 引入院内和院外康复服务后,2015—2018 年出院患者复发率逐年递减,由 23.7% 下降到 12.8%;住院时间大大缩短,平均住院日由 322.7 天下降到 210.1 天,病床周转次数由 0.85 次 / 年增长到 2.08 次 / 年,出院人次数由 204 人次增长到 499 人次。

3. 患者及家属对康复服务的满意度不断提升 随着海淀区精神康复的不断发展,更多的政府部门加入到精神康复的事业中,区残联、区民政、各街镇积极为精神康复者的社区康复创造条件,营造了尊重、理解、包容、接纳的社会氛围。患者满意度由 2012 年的 76 分上升到 2017 年的 93 分,家属满意度由 2012 年的 82 分上升到 2017 年的 95 分。

(二)经验分享

1. 要建立政府主导、多部门合作、社会广泛参与的工作机制 区民政局在精神康复服务过程中给予了重要保障。一是认定"海淀心理健康服务协会"是非营利性组织,为社区康复机构的运行搭建平台。二是认定 5 家院外居住式康复园为"养老康复园",专门为 60 岁以上的精神残疾老年人提供生活照料和生活技能训练,让其享有像正常老年人一样的养老生活,每月每张床位给予 500 元的补贴资金。三是提高生活救助标准,为全区 322 名精神障碍患者每人每月提供 1 215 元低保金,切实保障了这些患者的基本生活。

区残联积极出台落实精神疾病康复相关政策、扩大康复场所规模。一是 2008 年出台"精神残疾人入住康复基地给予补贴政策",对入住海淀精防院的精神残疾人给予每人每月 1 200 元的补贴;二是 2016 年 2 月与原区卫生计生委联合下发《海淀区精神残疾人社区"日间康复照料站"工作实施方案》,共同开展"社区精神康复日间照料站"工作。三是积极整合资源,建立"日间康复照料站",为精神残疾人提供职业康复劳动的训练场所。

原区卫生计生委对精神障碍康复工作给予指导和培训,部署各级医疗机构做好精神障碍患者康复工作。海淀精防院为居家患者提供精神科基本药物维持治疗,并为社区康复机构提供有关精神障碍康复的技术指导和支持;院内的康复中心负责院内封闭式康复,开放病房负责院内开放式康复,康复部负责院外居家式康复,社区康复科负责自助式社区康复。原区综治办将精神康复工作纳入原综治考核范围,对康复工作开展情况进行定期督导,加大检查考核力度。

2. **要整合社会资源,积极探索社会力量参与康复服务** 区精神卫生防治指导中心利用政府投入资金向非营利性的海淀心理健康服务协会购买服务,由海淀心理健康服务协会承担全区院外居住式康复园的管理运行,协会自筹会费每月 2 500 元用于院外康复园的房屋租赁和日常运行,并建立由患者家属、康复者、社会爱心人士等组成的精神康复志愿者服务队伍,对精神康复志愿者进行培训,明确志愿服务的工作理念和标准,规范社区志愿者服务活动,将志愿服务融入到全区精神卫生服务的各个层面。

3. **储备专业人才,建设多学科团队** 自 2012 年就开始了"专科医护人员下社区的服务",同时加强社区精防队伍的培养。2015 年借助精神卫生综合管理试点工作,海淀区完善了三级服务管理体系,全区 649 个居(村)委会均成立了严重精神障碍患者监护管理小组,明确要求各街镇配备不少于 2 名熟悉精神卫生工作的社会工作者。同时,积极发挥区域内的资源优势,在北京市精神卫生保健所的大力支持下,充分发挥以北京大学第六医院、解放军 261 医院为核心单位的"海淀区精神专科防治医联体"作用,承担技术指导,承接转诊和住院,协同打造海淀精神康复服务模式。

4. **发展康复技术,提升社区精神康复服务水平**　区卫生计生委指定海淀精防院为社区精防人才的培训基地,人才基地聘请专家团队,优化教学模式,理论联系实际,对社区精防人员提供康复培训指导。课程包括重性精神疾病诊疗培训、社区康复专业技能培训、实地开展社区诊疗技术教学、实地开展社区康复技术教学等内容,使社区精防医生的专业康复技术水平更加标准化、系统化。

5. **加大财政投入,资金支持到位**　区财政局加大对精神卫生各项工作的经费投入,加强对精神障碍康复经费的使用监督与管理,提高了经费使用效率。据统计2016—2017两年间,区残联投入社区日间康复照料站的建设与康复活动经费1 056.92万元,入驻康复基地投入91.2万元,并负责社区日间照料站的康复活动经费、工作人员经费、康复者经费等;院外康复园运营经费200万元,资金投入以海淀精防院、海淀心理健康服务协会、区民政为主;原区卫生计生委提供工作人员经费433.8万元。

6. **促进康复者就业**　精神康复的终极目标是提升患者的生活质量和改善患者的社会功能。海淀区通过庇护性就业(由北京海淀心理健康服务协会联系有关部门申办小卖店、洗车行,开展筷子加工、尿垫加工、手工艺制作等)、模拟家居和劳动工作环境,使患者的工作技能和社会功能得到一定程度的恢复,为他们融入社会、自食其力以及实现人生价值创造条件;同时也鼓励患者自己寻找就业途径。2011—2017年院外居住式康复园的患者有572人次,2016—2017年患者出院后半年内独立就业者共36人。

案例37　同伴支持,携手复元
(北京朝阳)

同伴支持服务是由具有相似生活环境、文化背景、经历、社会地位和共同关心话题的个体,在相互尊重的基础上,进行情感交流、信息分享和支持反馈等的一种服务方法。2013 年由北京大学第六医院引进,在朝阳区开展试点并逐步推广,形成了一种充分考虑患者需求、对专业人员数量要求不高、能充分利用资源、易于推广的社区康复服务模式。

一、工作程序

(一)立项、组织和分工

2016 年,在原有的 4 个同伴支持试点的基础上,由区残联申请立项,确定项目目标、资金、任务,招募参与单位,委托第三方督导项目进展和进行审计。精神专科医院承接,负责组织协调、技术指导、专业评估、经费支出等。区精防机构协调精防医生、社会工作者参与。街乡残联提供活动场地、设备,做好相关保障工作。精防医生确定同伴辅导员(康复良好的严重精神障碍患者,以下简称"辅导员")、同伴康复者(以下简称"同伴"),协调活动事宜,提供指导,开展评估,保管资料,协调发放补助和报销等。社会工作者参与指导辅导员。

(二)确定项目单位,筛选辅导员

区残联招募并确定参与街乡。每街乡招募不少于 3 名辅导员,由社区精防医生评定合格后产生,活动过程中经过评估可以替换。辅导员入组标准:①诊断精神分裂症、双相情感障碍、妄想性障碍、分裂情感性障碍的患者;②年龄 18~60 岁;③处于临床稳定期 6 个月以上;④从无药物滥用/依赖问题;⑤有帮助他人的愿望和能力。

(三)培训辅导员及工作人员

由相关专业人员依"培训手册"对辅导员开展为期 2 天的前期

强化培训和 1 次继续培训,对精防医生、社会工作者、残联专干等工作人员进行服务理念和操作流程培训,着重对开展过程中所遇问题的解决方案进行经验交流和探讨。评估人员、督导人员也要经过相应培训。

(四)招募同伴

各街乡通过海报、医生告知、工作人员宣传等方式招募同伴入组,并经过评估确定。招募标准:①诊断为严重精神障碍的患者;②临床稳定期 3 个月以上,无严重精神病性症状和暴力行为;③近 6 个月无药物滥用/依赖问题;④能自我料理并参与活动。

(五)开展同伴支持活动

辅导员作为主要工作人员带领同伴开展小组活动,在活动中作为榜样和模范,帮助患者树立康复的信心和动力,丰富康复知识和经验。开展活动包括日常生活技能学习、社交技能学习、精神疾病知识及信息分享、休闲娱乐、动手动脑练习、自尊自信培养、情感支持及其他、健康生活方式八类。每次活动一般分为三个部分,先是热身活动,然后是与活动主题密切相关的内容,最后以参加活动的成员依次发表感想、辅导员总结来结束活动。

每个同伴小组由 2~5 名辅导员和多名同伴组成,总人数不超过 20 人。由项目工作人员协助组织、支持和提供辅导。同伴小组每周开展 1~2 次活动,每次活动 1~2 小时,活动内容由小组成员共同讨论决定,根据需求安排。

(六)支持与督导

专家每 1~2 个月对辅导员、工作人员进行 1 次团体督导,精防医生或社会工作者每月对同伴小组进行 1 次活动(助教)督导,精神科医务人员每半年提供 1 次专业医学支持和指导,及时发现和解决问题。对辅导员按照组织活动情况给予一定的补助,定期按比例对积极参与的同伴给予一定奖励。

二、实施效果

截至 2018 年 6 月,同伴支持项目在朝阳区推广至 15 个街乡,建立 16 个同伴支持小组,接纳辅导员 50 人,同伴约 230 人,项目投入约 1 500 元 /(人·年)。

(一) 患者社会功能得到提升

辅导员在提供服务和帮助同伴的过程中,提高了与人沟通、交流和语言表达能力,获得生活经验和自我康复的技能,实现了个人成长。同伴支持的参与者真正体会到有人从他们的角度考虑,他们更喜欢接受同伴间的支持服务。同伴在接受辅导员帮助的同时也与其建立了牢固的友谊,榜样作用促进同伴树立复元的信心,获得新的希望。

(二) 医疗康复服务得到加强

以优秀的康复者作为服务提供者,进一步完善了精神卫生服务团队,增进了医患间相互了解,提高了患者依从性,从而提高疗效并进一步促进患者康复,节约了医疗资源。

(三) 社会公众形象不断改善

同伴支持自助式服务的不断扩展,及后期以小组形式提供的社会志愿服务,从社会角色的角度肯定了患者可以自食其力,是对社会有贡献、有价值的人。同时,让社会公众了解到精神疾病是可以被临床治愈的,加强了大众对精神疾病的认识,有助于消除对精神疾病的恐惧,淡化歧视,降低病耻感。

案例 38 一街一康复、一镇一品牌，特色打造

（上海徐汇、虹口）

职业康复指导，搭建就业之路

（上海徐汇）

一、背景

上海市徐汇区各类严重精神障碍患者近 6 400 人。随着现代医疗水平的不断发展和完善，越来越多的精神障碍患者得以康复出院，但"重返社会"时他们却不得不面对各种误解、歧视甚至排斥的困境。据上海市精神卫生信息管理系统统计数据显示，截至 2015 年底，徐汇区在册精神分裂症患者 3 675 人，年龄 15~55 岁的 1 469 人，其中能正常工作 112 人，就业率仅占 7.6%。基于这样的背景，2016 年区民政、残联、原卫生计生等部门，通过政府购买社会服务，启动了精神障碍人员综合康复能力建设项目。区精神卫生中心是承担项目实施主体单位，与上海市职业技术学校签约开展"扬帆起航，我们在一起"职业康复技能训练，正式推进职业技能康复指导专业化项目。

二、从提心吊胆到满怀信心

区疾控精卫分中心在深入调研的基础上，细化方案。先期评估，把好入选第一关。由区疾控精卫分中心的专科业务骨干、社区精防条长和阳光心园（残联办社区精神康复机构）工作人员等共同组成评估小组，从社区阳光心园注册学员中推荐病情稳定、社会功能恢复较好的能独立出行、有一定学习能力的 100 名学员为培训备选，再由区精神卫生中心专业医生组逐一进行综合评估和筛选，最终确定 87 名学员参加了首批为期十周的短期职业康复实训。在实训方案中，详

细明确分工和要求,制订相应的突发事件应急预案和处置流程,按课程设置时间现场配备精卫分中心专业医生、社区康复专业社工等全程为实训现场提供保障和临时处置服务,大大降低了校方的管理难度,从精神康复和应急处置专业的角度,赢得了校方信任,争取到了合作机会。

87名学员经过强化训练,6名学员获中西面点师五级证书,5名学员获得花卉园艺师,10名学员获学校颁发超市收银结业证书,全区12名学员完成职业回归,效果得到了肯定。

三、回归社会最后一公里

职业康复是精神障碍患者回归社会的"最后一公里",为了让更多的精神障碍患者能够走出家庭找到力所能及的工作,体验社会存在感,徐汇区2017年底又与社会组织签约启动新一轮"支持性就业辅导项目"的职业康复项目。在各街镇阳光心园设立实习岗位并给予实习补贴,提供100名患者辅助就业机会。

项目运行初始,对竞争实习岗位学员的甄选推荐和工作评价,对于促进心园学员整体积极性调动起到推进作用。首先,以自愿参与为原则。主要形式:①实习上岗学员以评估合格为基本条件,符合条件的学员以轮岗的形式参与实习。每个心园评选一位优秀实习学员担任实习组长,在整个实习工作中承担本心园轮岗学员的协调、联络以及部分互助辅导的职责。②为实习学员制定基本的实习任务,分为指定任务和自选任务。指定任务:实习月度完成每周实习周记;主持召开一次心园工作会议并做会议记录;完成管理老师交办的日常工作任务。自选任务:自我管理计划实施;兴趣书写。③每周回收实习学员的实习记录,及时掌握实习学员的状况,有困难者及时协助;评选实习中表现优秀的学员给予表扬,增强学员信心、树立榜样的力量。④每月召开实习工作的心得分享和交流例会。心园内部交流和心园间横向交流两种形式。用会议的形式促进实习学员的工作积极性和主观能动性,并增加学员间的支持和互动。⑤制作实习手册、四色实习笔、实习工作本、工作挂牌等实习工具,增加实习工作的识别性和操作性。同时将复元理念、心园归属情感、同伴支持等理念融入到实习工作的实施操作中。2018年底,该项目完成前期调研评估110人,初步达标进入实习规划的学员88人;进行康复能力建设系列培训5次;参与培训136人次。参与阳光心园实习岗位47人,78人次;汇心驿所注册学员124人。

下一步,徐汇区残联、民政、街镇等相关部门将通过区域阳光工场、心园实习岗位设置为精神康复者创造更多的庇护就业、辅助就业等过渡性就业岗位以及社会独立就业岗位。同时呼吁公众抛弃有色眼镜,试着去接受精神障碍患者,关爱他们,给精神障碍康复患者多一些就业机会。

树品牌、搭平台、创模式,三项举措并进促康复
(上海虹口)

虹口区位于上海市区北部偏东,面积23.48平方公里,区域内人口近80万人,在册精神障碍患者4 400余人,精神卫生工作各项核心指标均领先于全市水平,但社区康复体系不够健全、公众对精神卫生认知率较低等因素一定程度上制约着全区社会各方面的发展。

2015年以来,虹口区牢牢抓住创建全国精神卫生综合管理试点工作的契机,在探索社区康复服务领域中开创了"树品牌、搭平台、创模式"等举措,对促进康复、提升社会功能、加快患者社会融合等领域具有一定的实践意义。

一、树立区域康复品牌

(一)"同心圆"俱乐部品牌

在试点工作的推动下,虹口区学习欧美等西方国家较为先进的精神疾病康复经验,形成特色的"同心圆"俱乐部品牌,具体如下:首先,针对精神疾病患者家属搭建的家属互助俱乐部,形成内在支持的家属"朋友圈",间接促进精神疾病患者的康复。其次,针对抑郁症患者开展的"抑"起走俱乐部,共话抑郁,并链接专业资源让患者们正视抑郁,走出心境困境。最后,针对社区有职业需求的康复者搭建平台,建立职业康复俱乐部,链接地区办、残联、民政等多部门合作伙伴的资源库,探索了民政扶持、卫生共建、残联协作的职业康复模式,推出了集绿植、咖啡、西点、摄影、平面设计、女红等服务于一体的职业培训项目,为精神疾病患者社会康复的"最后一公里"保驾护航。试点期间,三大俱乐部基本完成"双百计划",即通过三年试点工作的创建,各个俱乐部注册会员数达到 100 人,俱乐部活动开展约 100次。初步达到了分病种、分阶段、分需求的康复目标,成果特色鲜明,成效显著。

(二)"心有彩虹"服务品牌

试点创建三年来,区精神卫生中心下设的心理治疗中心经历了三大转变:从初建时的薄弱学科转变为今天的上海市重点专科,从起步阶段的 3 名专职 20 名兼职扩充为今天的 9 名专职 17 名兼职,从既往的严重精神障碍服务转变为今天的全人群服务,最终建立并形成富有自身特色的"心有彩虹""五个一"服务体系,即一个心理科普公众号、一个 24 小时心理服务热线、一个科普专业团队、一支社区康复服务队伍以及一支心理危机干预队伍。三年来,为了拉近心理卫生与居民的距离,虹口区通过政府购买服务,以第三方社会组织为切入点,以科普宣传为突破点,以电视广播等新媒体为服务点,凝心聚力,勇于创新,将"心有彩虹"从一个虚拟的网络服务(心有彩虹微信公众号)落地成为宣传、培训、服务、管理于一体的服务品牌。此次转变不仅加速了全区社区康复进社区的步伐,同时还创建了心理卫生助民生的新风向。

二、形成"院内外一体化"康复模式

虹口区按照"功能训练、全面康复、融入社会"的康复基本原则,以医院为基础,以社区为依托,构建了"院内外一体化"的康复服务模式。在精神卫生中心开设专业康复科室,为院内精神疾病患者提供内观治疗、森田治疗、艺术治疗等院内康复,针对出院后的精神疾病患者,医务社工部在门诊开设"社工免费咨询门诊",定期动态掌握社区患者康复需求,并及时为其链接相关资源,使其疾病有所诊治、心理有所关心、生活有所支持,并组建了一支由医务社工为主导的集精神科医师、公卫医师、精神科护士、心理治疗师、康复师为一体的主动式服务团队,下沉至社区,为社区中的曾肇事肇祸、弱监护、服药依从性差等康复者提供主动式、持续性、个体化服务,真正做到医院 - 社区康复无缝隙衔接。

三、搭建专业服务平台

2018 年,虹口区为进一步推进职业康复服务的发展,继续链接资源与区民政局下属公益机构——虹口区公益创新园联合协作,成功挂牌为"虹口区首个精神障碍康复职业实训基地",并积极开展各类康复活动。如其中一项活动是前往崇明进行的为期三个月的园艺职业康复,实训期间,除了学习园艺相关理论知识,学员们还开展了各类实务操作及未来工作和生活中非常重要的心理抗压能力训练,培训结束后康复者通过结业考试后可以获得园艺从业资质证书,该活动共有 20余名学员参加,其中 12 名学员获得园艺师资格证书,3 名学员在第三方合作组织的协助下成功就业,项目获得参与各方的一致好评。此外,虹口区还搭建了多个康复服务平台,链接拥有艺术才能的老师为康复者提供国画学习指导;邀请专业的地理老师带领康复者领略中国的大好山河;组织开展精神卫生知识竞赛,提高康复者对疾病的认识;举办"十佳歌手"大赛、"才艺展示大赛"、爱心义卖、作品巡展等,这些平台形式不一,充分满足个性化康复需求,同时也向社会公众展现精神疾病康复者的才艺风貌,为减轻社会大众对精神疾病康复者的歧视,营造良好的精神康复环境,做出应有的贡献。

第五节 专家点评

杨甫德

(北京回龙观医院党委书记)

随着精神障碍诊疗水平的不断提高,"回归社会,独立生活,实现自身价值,提高生活质量"已经成为严重精神障碍患者的可及目标,精神康复是实现这一目标的关键环节,也是精神卫生服务的"热点"和"难点"问题。

"全国精神卫生综合管理试点"项目以精神康复为"落脚点",各试点地区积极探索"治疗康复并重、医院社区衔接"的全程服务模式,多部门协调开展工作,依托现有资源,因地制宜,推行"低成本、效果好、多方受益"的康复技术,创立多种形式精神康复机构,形成了同伴支持、居住式机构、工疗站、温馨家园、康复会所等康复模式,在社区逐步完成"以精神医疗服务者为中心的服务模式向以被服务对象的复元为中心的服务的转变",服务目标不再局限于单纯管理,而是尊重精神障碍患者的主体性,援助其自立和重建生活的信心,提升患者和照顾者的生活质量。

"全国精神卫生综合管理试点"项目点燃了"希望之光",伴随着全国精神卫生工作的深入开展,精神障碍社区康复模式将更加专业、规范和高效,精神卫生服务水平和质量将不断提高,精神障碍患者将迎来属于自己的"复元"。

张聪沛

(哈尔滨市第一专科医院院长)

精神疾病患者患病后,其社会功能、家庭功能、认知功能等会受到不同程度的损伤,急性期过后的恢复期和维持期是一个修补损伤、恢复功能的过程,这是一个漫长的过程。在这一时期,康复训练和康复治疗非常重要,如果这一时期的患者无法获得适宜的康复训练,就会快速走向残疾,最终脱离社会,成为社会和家庭的负担。

从本章的案例可以看出,有效的康复大致分两步走:第一步是院内康复。患者急性期过后,马上进入医院内的康复科室进行生活技能、社交技能等方面的康复训练,这是让患者从医院顺利回到社区的必要过渡;第二步是院外康复,其中主要是社区康复。患者在社区康复机构中要接受多样化、个性化的康复训练,以保证最大限度地恢复其社会功能,减少病耻感。

我们可以根据案例中行之有效的做法,把碎片化的康复方式进行整合,形成一个系统化、专业化的体系和模板在全国推广,这将对各地精神康复工作有很好的指导和推动作用。

姚贵忠

(北京大学第六医院主任医师)

精神康复的意义,不仅是帮助康复期精神疾病患者提高生活能力、社交能力和就业能力，对预防病情复发、维护社会稳定也有重要意义，同时，也可以有效减轻患者家庭和社会负担，促进社会理解和接纳精神疾病患者，推动社会文明进步。试点工作以来，精神康复工作从政府支持、多部门协调、社会参与、机构建设等方面都取得了长足进步，可喜可贺！

今后，在政府部门的管理分工上，希望民政部门多发挥牵头作用，残联也能够再接再厉，卫生部门充分发挥技术支持作用。社团、患者家属和同伴支持者应当在康复工作中发挥更大作用。社区康复机构的建设标准至关重要，建议推荐枣庄、武汉、杭州等地的标准，供各地参考。职业康复方面，建议各地因地制宜，丰富庇护就业项目，提升辅助就业能力，并通过政策扶植，使更多爱心企业接纳精神疾病患者康复就业。

林勇强
（广东省精神卫生中心主任医师）

精神障碍康复是精神卫生综合管理试点工作的最难点之一。面临着康复意识不足、康复资源缺乏、康复基础薄弱、康复人才匮乏的局面，如何破局是需要勇气和智慧的。可喜的是，经过三年试点努力，我们欣喜地看到西部省份试点已经有了"零"的突破，东部省份有了"面"的扩大和"质"的提高，试点地区从精神康复的顶层设计到政策保障，从康复资源整合到财政投入，从简单的工疗到百花齐放的康复模式，从生活技能康复到职业康复，从院内康复到社区康复等都取得难能可贵的经验。尽管距离建设一个完善的精神障碍康复体系还有相当距离，但试点已经为全国各地初步探索到可借鉴的精神障碍康复体系建设和发展路径。

第五章
心理健康篇

故事 5：我该怎么做？

乐乐今年 5 岁，是一个爱说爱笑、人见人爱的小姑娘，可最近不知怎么了，突然出现头痛、肚子痛，还经常做噩梦。随后去医院做了全面身体检查，却没有发现任何问题。医生了解到乐乐的妈妈在听到多起儿童伤害事件后，就特别担心女儿的安全，生怕女儿遇到什么意外。女儿蹦蹦跳跳地在前面玩，妈妈就会冲乐乐大吼起来，怪她不懂事，甚至和女儿走在路上也总是小心翼翼地东张西望，唯恐路上遇到坏人。妈妈还教乐乐遇到坏人该怎样躲避，怎样求救……妈妈觉得自己能做的都做了，可孩子却病了。乐乐妈妈吃不香、睡不着，工作的时候经常走神，脾气也变得特别暴躁，一点小事就让她很容易发脾气。而一向活泼开朗的乐乐也变得内向胆小，有一点小的动静她都会被吓到，时常做噩梦。妈妈十分痛苦、困惑："我到底该怎么做？"

乐乐妈妈通过媒体得知了心理援助热线，她迫切地找到了我们寻求帮助。作为专业人员，我察觉到乐乐的妈妈承受着巨大的心理压力，建议她带乐乐一起做心理疏导，征得同意后我迅速与心理危机干预中心联系，将她转介给儿童心理服务团队。通过专业的倾听、心理安抚、情绪疏导后，乐乐妈妈的情绪得到了平复，也学会了和女儿的相处，乐乐也变回了以前活泼开朗的样子。

存在问题：

心理健康是健康必不可少的一部分。随着社会转型，各类人群的心理行为问题越来越突出。然而，由于存在认识偏差，人们往往仅追求"身体无病"的健康，提到心理疾病就觉得是"精神病"，讳莫如深。或是出现心理问题找不到求助渠道，只能任其发展。同时，我国心理健康服务刚刚起步，体系尚未健全，心理健康服务人才稀缺且良莠不齐。全面加强精神卫生健康促进工作，扩大宣传，普及心理健康知识，完善心理健康服务体系迫在眉睫。

第一节　心理健康服务成效

三年来，各试点地区积极尝试各种形式的心理健康服务，探索建立心理健康服务体系，逐步提升心理健康服务能力。

一是发挥传统媒体和新媒体优势开展心理健康服务。大部分试点地区通过电台、电视台、报纸等主流媒体和微信、微博等平台宣传心理健康知识和理念；浙江宁波建立了 17 个抑郁症防治宣教基地，对公众开展科普宣传。

二是通过心理健康"四进"（进企业、进机关、进学校、进社区）等活动，有的放矢地提升重点人群心理健康意识。

三是加强中小学心理辅导室建设，完善配备中小学心理教师，落实中小学心理健康教育课程，完善中小学生心理健康服务。如河南濮阳的 21 所市直中小学全部建立了心理咨询室，并开设心理健康课堂。

四是建立心理援助热线，制定心理救援流程，提供心理咨询和心理援助服务，40 个试点地区中有 38 个已建立心理援助咨询热线，其中 20 个试点地区热线提供时间为每周 7 天、每天 24 小时；为提高专业队伍人员水平,试点地区定期对心理热线人员进行高危来电案例督导、心理危机干预培训和演练,提升服务队伍的理论知识水平和实战能力。

第二节　心理健康也要综合管理

案例 39　建章立法先行,抓项目建设促心理健康服务
（浙江宁波）

一、背景

宁波市历来重视心理健康服务工作,2006 年,宁波市出台了《宁波市精神卫生条例》,是全国第二个出台地方性精神卫生法规的地市。2009 年,开展宁波市心理健康促进工程。2012 年,市委、市政府将《建立健全社会心理健康促进机制》列为社会管理创新十大重点建设项目之一,加强全市心理健康促进工作机构和队伍建设,建立健全心理健康促进工作体系。2014 年,出台《宁波市县(市)区未成年人心理健康辅导中心建设与服务标准》,不断加强规范化建设。试点工作以来,更是依托原有基础,以推进项目为抓手,全面提升宁波市心理健康服务水平。

二、主要做法

（一）加强政府领导,多部门联动机制形成合力

市委、市政府进一步健全心理健康促进工作体系,完善心理健康工作领导协调机制。全市成立了分管副市长为组长,市卫健委、市文明办、市教育局等 12 个成员单位组成的心理健康促进工作指导小

组,各部门分工协作,形成工作合力。2018 年,出台《健康宁波 2030 行动纲要》,将心理健康服务体系建设和规范化管理纳入重要工作内容;出台《宁波市社会心理服务体系建设推广工程实施方案》,将社会心理服务体系纳入城乡基本公共服务体系。强化经费保障,每年拨款 75 万元用于市级未成年人心理健康促进工作。

(二) 抓培训强队伍,构建三级心理健康服务网络

由卫健部门牵头成立宁波市心理卫生协会,挂靠在市康宁医院(心理咨询治疗中心)承担日常管理工作,为公众提供专业的心理咨询、治疗服务,承担全市不同人群心理健康的调研和宣教工作。各县(市、区)由卫健局牵头成立心理卫生协会 9 家,乡镇(街道)建立标准化社区心理辅导室 331 个,教育部门建立规范化学校心理辅导室 674 个,为社区和学校群体提供心理健康宣教和初级心理干预服务,形成了市、县(市、区)、社区(学校)三级心理健康服务网络。

建立了一支以专家为指导,心理咨询师为主体,志愿者为补充的心理健康服务队伍。专家队伍共 35 人,负责引进国内外新技术、新项目;通过卫健部门和教育部门的培训,4 000 余人取得国家心理咨询师职业资格证书,14 000 余名教师取得浙江省 ABC 级心理健康教育培训合格证书;有 500 多名心理健康服务志愿者,来自卫生健康、教育、公安、司法等部门和其他社会组织,由市心理卫生协会统一管理,每年开展基层宣教活动上百场。市心理咨询治疗中心每年组织各类学术活动,通过多种渠道提升专业队伍的理论水平和实务操作能力,截至 2017 年底培训了 1 700 人次。

(三) 推动项目运行,促进重点人群心理健康

1. 开展"未成年人心理健康促进"项目 2010 年,在宁波市心理咨询治疗中心挂牌成立宁波市未成年人心理健康指导中心,承担未成年人心理干预、心理疾病诊治及下级辅导机构的指导和培训。

中心 81859666 和 12320 心理热线,24 小时全天候开通,200 多名具有国家二、三级心理咨询师资格的心理热线社会志愿者轮流值班,为有需求民众提供婚恋情感、情绪问题、亲子问题、网络成瘾、行为问题和自杀危机等的公益咨询和危机干预服务。

2. 开展"宁波市失智老人关爱项目" 项目始于 2013 年,由市卫生健康、民政、残联、慈善等部门共同筹建,参考我国台湾地区经验,以"认识他(宣传与教育)、找到他(筛查与评估)、关怀他(培训与发展)、照顾他(照护与支持)"为主旨,通过为期 5 年的探索,建立了一个具有宁波特色的老年失智宣教、筛检以及干预模式。

3. 开展"宁波市抑郁症筛检日"活动 自 2007 年起,宁波市心理卫生协会与我国台湾董氏基金会合作,确立每年 10 月的第二个周六为宁波市抑郁症筛检日,并在当天与我国台湾地区联合开展抑郁症相关宣传。抑郁症筛检日活动已顺利开展 12 届,并在部分学校、社区建立了 17 个抑郁宣传基地,长期开展抑郁知识宣传,受到了各级政府、媒体和广大市民的关注和好评。

4. 开展"送给小朋友的心灵礼物"品牌活动 2013 年,在宁波市文明办的牵头协调下,市未成年人心理健康指导中心每年在儿童节期间开展"送给小朋友的心灵礼物"活动。以家庭为单位,依托市康宁医院专业医师团队资源,成立了儿童心理健康家长学校、儿童心理健康工作室,开展亲子讲座、亲子互动等活动,加强未成年人心理健康教育,营造和谐的家庭教育氛围。

同时,宁波市教育局、卫生局和宁波大学三方联手,开展儿童青少年抑郁症防治的宣传、干预和研究工作的"阳光心行动";开展"机关企事业单位员工心理援助项目",以形式多样的辅导,共对 23 家机关企事业单位开展了心理 EAP 服务 87 次,2 738 人次接受服务;开展"社会心理服务体系建设推广工程",充分发挥社会心理服务体系建设在预防矛盾风险、促进社会和谐稳定中的重要作用。

三、工作成效

1. 三级服务网络得到加强　完善了市县街道三级心理促进组织网络,培养了一支高素质的心理健康促进专业队伍,从搭建平台、培育队伍、机制建设等方面进行积极探索,初步形成适合宁波经济社会发展的心理健康促进模式。

2. 心理健康教育得到加强　建设宁波心理网(www.nbxlw.com),让儿童、青少年和社会公众了解心理健康相关的知识和信息。网站自开通以来累计综合浏览量 17 万人次,唯一身份访问者 4 万多人。以世界孤独症日、预防自杀日、六一儿童节、抑郁症筛检日等重要日子为契机,开展常规的大型广场活动、媒体报道。还针对不同人群,形成一系列品牌化、项目化的心理健康服务内容。其中,"宁波市失智老人关爱项目"荣获浙江省第四届慈善奖。原创拍摄系列未成年人心理健康教育影视片《小爱的故事》《爱·沟通》和《历炼》,深入学校和社区放映宣传。编写出版《儿童心理健康 100 问》,赠送给图书馆、学校及个人,并通过平面媒体和网络媒体有效结合,全方位多渠道共同推动心理健康知识的宣传教育。

3. 服务的可及性得到加强　建成市、区县(市)社会心理服务指导中心 11 家,创建本土特色的阳明心坊 10 家,镇乡(街道)社会心理服务机构基本实现了全覆盖。

积极推行社区精神科门诊远程医联体,为 15 家地处山区、海岛等社区精神科门诊提供远程诊疗,并将特殊病种报销政策在社区落地,让患者在家门口就可享受等同市级医院的医疗服务和报销政策,已为 966 人次网上接诊和心理咨询服务。市民心理健康知识知晓率提高至 80% 以上,有效形成了支持心理健康服务工作的社会环境。

案例 40　多部门协作推进"六进工程"，心理健康网络覆盖全人群

（上海杨浦）

一、背景

上海市杨浦区人口多、学校多、科技园区多、老龄人口多。早期的心理健康服务主要以一般性的健康宣教和讲座为主，服务形式单一、服务范围局限。区域内精神专科医生、社区精防人员缺乏，参与精神卫生工作的社会志愿者、社会工作者能力急需提高。同时，服务间缺乏相互整合，需要建立部门间协调和联动的长效机制，进一步整合区域内各部门服务。

二、做法

（一）加强联席会议，多部门协作进一步提升

区政府高度重视，将试点区建设纳入政府实事项目，由分管副区长担任"试点工作领导小组"组长，严格按照工作方案召开各委办局参与的联席会议，加强部门协调、建立经费保障的长效机制。原区综治办、公安分局、教育、原卫生计生委、残联、各街镇等相关部门梳理区域内已开展的心理健康服务项目，进行资源整合，同时明确各部门职责，通过心理卫生进妇幼所、进校园、进园区、进机关、进社区、进睦邻中心等多举措在区域内推广全人群服务。

（二）加强队伍建设，心理和社会力量逐步完善

将"杨浦区心理咨询中心"建设纳入原区卫生计生委重点学科建设，打造上海市东北片具有心理咨询实践、教学、培训、进修、督导等多功能心理健康服务中心；成立心理危机干预队伍，完善领导小组

工作职责和突发事件应急处置预案,明确突发事件在接报后 1 小时内口头报告、2 小时内书面报告,每年开展危机干预培训和应急演练各 2 次;并建立了一条心理危机干预热线,为区域内有需求的民众提供服务。通过购买服务的方式与 10 余家社会组织开展合作,为社区提供多形式、全人群的心理健康服务,并聘请精神、心理专家参与服务项目的论证、质控、督导等全过程,进一步规范社会组织服务。

(三)加强健康宣教,全人群心理健康服务深入人心

试点建设期间,原区卫生计生部门制订了辖区精神卫生健康教育计划,多部门广泛开展健康教育工作。一手坚持传统宣教手段(如讲座、黑板报、宣传折页等)不放松;另一手积极探索宣教新思路,借助心理卫生实践基地这一平台,邀请高校师生、社区居民走进医院,消除公众对精神障碍患者的污名化和误解。

三、成效

三年来,通过心理卫生"进妇幼所、进校园、进园区、进机关、进社区、进睦邻中心"的"六进"工程,初步形成覆盖母婴、儿童青少年、高校大学生、职场白领、机关公务员、社区老龄、特殊人群等的全人群心理健康服务。

(一)心理卫生进妇幼所

与区妇幼保健所合作,引入专业 5A 级社会组织开展"快乐妈咪"杨浦区围产期母婴心理关爱项目,确保辖区内育龄妇女能获得优质生殖保健服务健康教育,增强孕产妇心理自我保健意识和能力,积极营造全社会共同关注、了解、支持孕产妇心理健康服务工作的良好氛围。通过建设"孕管家"线上健康服务平台、"妈咪 e 健康"社区孕产妇线下健康示范点、孕妈咪"心对话"见面会、"幸孕星"团队能力建设培训主题活动等多种形式服务,为 1 000 余名妇女及新生儿提供心理健康服务,服务参与率大于90%,服务满意率超过90%。

(二)心理卫生进校园

加强区域儿童青少年心理健康教育,辖区97个中小学100%建立心理辅导室和配备专兼职心理健康教师。区精神卫生中心与区未成年人心理健康辅导中心签订"关注区域未成年人心理健康成长"项目协议。开展"关注心灵成长、守护生命阳光"等心理健康教育公益宣传活动,开展"阳光成长坊-青少年成长训练营"、专科医生评估、危机干预、疑难个案讨论等活动,维护学生的心理健康,防范不良事件发生。自2015年起,区精神卫生中心由3名主治以上专科医生组成专家团队,每周一次到区未成年人心理健康指导中心开展心理热线、沙盘治疗,每月一次开展评估及案例督导等工作。自2015年开始实施"医教结合"项目,与辖区内复旦、同济等10余所大学签约,组建了一支包括精神科医师、护士、心理治疗师、心理咨询师、高校心理辅导老师的专业团队,联合学校开展宣教、培训、评估、随访等服务,完善干预预警、就医绿色通道等工作机制,定期开展案例分析及督导,加强学校和医院之间的沟通和联动。

(三)心理卫生进园区

作为国家创新型试点城区,杨浦同时也是上海科技创新中心的重要承载区,依托各大高校建立高科技园区,并有众多国内外高科技公司落户杨浦。针对这种现状,与复旦大学社会学系、海军军医大学等合作,并聘请专业社会组织具体实施,在同济科技园、长阳创谷等大型科技园区开展心理健康服务。通过三年的努力初步建立了一个平台(园区心理卫生服务工作站);培养了一支团队(心理卫生服务志愿者团队);完成了一套体系(园区白领心理卫生服务的支持系统),为40余名创业者、1 000余名园区白领提供了心理关爱服务。

（四）心理卫生进机关

随着服务型政府的转型,机关单位职工也面临着越来越大的压力,原区卫生计生委指导区精神卫生中心成立专业心理卫生进机关团队,为区域内机关如教委、公安、消防、监狱等多部门,提供机关人员心理测评、催眠放松、音乐治疗、团体减压、个体疏导和转介等多形式的心理健康服务,获得机关单位人员的广泛好评。

（五）心理卫生进社区

在原区卫生计生委的指导下,成立由精神科医生、心理治疗师、心理咨询师及护理人员、社工等组成的专业心理卫生进社区团队,并组建由专家组成的百人讲师团,在社区内实行心理卫生分片包干指导责任制,每周在社区开展 1 次社区居民的健康宣教、精神障碍管理和康复指导工作。

（六）心理卫生进睦邻中心

针对杨浦区逐渐增加的老龄人口,区政府在 12 个街道(镇)的睦邻中心开展"心理关爱实事项目"。试点区创建期间共举办巡回主题活动 159 次(主要包括益智、延老、亲子等多形式活动),总结联合大活动 2 次,服务社区居民 12 113 人次。

案例 41 整合资源搭平台,心理服务沉社区
（北京海淀）

一、工作背景

海淀区常住人口 359.3 万,高校、高新技术企业众多,高知人才云集,海淀区政府高度重视心理健康服务。2011 年海淀区探索性地在社区挂牌成立了 3 家社区心理咨询室,主要面向精神康复者及家属的心理困惑开展健康教育,在社区中收到了良好的反应;2013 年

新增 8 家社区心理咨询室,原海淀区卫生计生委下发了《关于在各社区卫生服务中心开设心理咨询室的通知》(海卫〔2013〕111 号)。在工作推进过程中,遇到三个主要问题:缺乏相应的硬件设施、专业技术人才和相应的政策保障。

二、主要做法

(一)整合资源,搭建心理健康服务平台

海淀区原卫生计生委、精神卫生综合管理试点办公室共同负责制订心理健康促进工作的整体发展计划,整合辖区内精神卫生医疗机构和优质的社会心理团体机构等资源,由区精神卫生防治中心整体协调,搭建了以区精神卫生防治指导中心为主体,各社区卫生服务中心为依托,区内高校心理健康联盟共同参与的服务平台。

(二)完善和规范基层心理服务

2015 年试点启动后,为进一步增加基层服务能力,海淀区继续新增社区心理咨询室,并统一配备了心理测评软件、沙盘、办公用电脑等,制定了工作职责、工作流程、管理制度、考核指标等。截至2016 年底,海淀区共成立了 34 家社区心理咨询室,覆盖率达 65%。

此外,海淀区精防院制订评估计划和实施方案并积极落实,将心理健康知识知晓率、基层社区心理咨询师参培率、开展心理健康促进工作情况纳入绩效考核。

(三)培养社区心理咨询师和心理治疗师人才队伍

借助精神卫生医疗机构、高校心理咨询机构等丰富的专家资源,连续 5 年聘请专家为社区的心理咨询师提供成长课程,截至 2018 年8 月,已有 77 人获得了"国家心理咨询师资格证书",11 人获得"心理治疗师资格证"。同步开设了心理咨询师技能与成长系列培训课

程,2018 年共 168 学时。

(四) 纳入医保,保障社区心理服务良性发展

海淀区 34 家社区心理咨询室的心理治疗师和精神科医师开展心理治疗服务时按医保规定收费,同时,心理咨询师向辖区居民提供免费的心理咨询服务。

(五) 政策支持,工作经费稳定保障

海淀区心理健康服务工作已纳入区重大公共卫生服务项目,由区财政部门保障,财政资金稳定投入。2018 年经费包含三部分,精神疾病预防与心理健康促进经费 17.248 万元,心理咨询师培训经费 24 万元,社区团体技术应用经费 12.24 万元,共计 53.488万元。

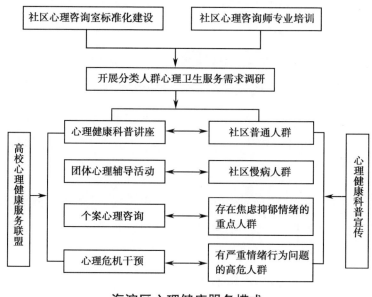

海淀区心理健康服务模式

三、工作成效

心理咨询服务成功落地社区,被居民认可。社区心理咨询室能

提供心理健康教育、心理评估、心理咨询、心理治疗、团体辅导训练、心理援助、心理危机干预等服务。截至 2018 年 10 月,全区 34 家心理咨询室共接待个体咨询 983 人,2 352 人次,完成团体心理辅导活动 101 场次,参与人数 2 128 人次。

案例 42 建立"一二三四"工作机制,抓好中小学生心理健康
(河南濮阳)

濮阳市实施国家精神卫生综合管理试点以来,认真贯彻落实教育部《中小学心理健康教育指导纲要》,健全"一二三四"工作机制,即:建好一支队伍、用好两大阵地、探索三种模式、注重四个结合,不断强化师资队伍,建设功能阵地,丰富教育模式,创新推进策略,学校心理和精神卫生防治覆盖率达到了 100%,保障了学生心理健康和精神障碍的早发现、早诊断、早干预、早治疗、早康复。

一、建好一支队伍

重视心理健康教育队伍建设,首先抓教师配备,全市制定了心理健康教育教师配备五年行动计划,要求学校每 800~1 000 名学生设一名专职教师。其次抓能力提升,每年分两期对全市心理健康教育老师进行专业培训,现场教学,提升了学校心理健康教育教师的工作能力;每年定期选派心理健康教育教师参加国家、省、市相关培训,丰富教师理论知识。截至 2017 年底,全市中小学有近 20 余名教师获国家二级心理咨询师资格,100 余名教师获国家三级心理咨询师资格。

二、用好两大阵地

用好心理大讲堂和心理咨询室两大阵地。

一是面向全体师生家长开设心理大讲堂,根据实际情况和阶段特点设计出序列化的讲座主题,在认知式教育中普及心理健康知识,提升心理健康理念,促进全员健康心理的持续发展。

二是用好心理咨询室。市直属24所中小学都已建立心理咨询室,设立了"心理健康巡视员",随时观察学生心理变化,建立规范的心理档案,开设心理热线。对一些面临家庭变故、重大挫折、突发事件或有严重心理障碍、行为问题的学生及时发现,评估可能出现的心理危机,及时提供必要的心理援助,预防意外事件的发生。心理咨询中心分设了来访接待室、个案咨询室、沙盘游戏室、心理测量室、减压宣泄室、团体活动室,全套引进了高端的平安校园身心管理系统,智能互动宣泄仪,音乐按摩椅等心理设施,每天下午第四节,这里成了师生家长倾吐心声、寻求帮助、放松心灵的温馨港湾。

三、探索三种模式

根据学校心理健康教育常态化和动态化的工作特点,逐渐摸索出一条层次化的集中教育＋分类辅导＋个案咨询的运行模式。

集中教育,主要通过心理健康大讲堂指导师生、家长了解心理健康常识,培养自我心理健康教育的方法,同时学校广泛利用宣传渠道,通过课程、网络、电子屏、宣传栏、静态作品展示等各种形式进行心理健康知识普及,宣传心理健康的重要性。通过家长会、家长委员会,与广大家长取得密切联系,了解学生的全面心理动态,在心理健康教育上与家长形成合力。

分类辅导,主要针对个案咨询、调查问卷、班主任及任课教师反馈的学生突出问题进行。全市各学校根据情况,每周日晚上都筛选一个主题做针对性的辅导,面对学生带手机的问题,开展"放下手机,珍爱生命";面对学生学习动力不足问题做了"给梦想以开花的机会""为未来而战"和"向着目标前进";针对校园暴力问题做了"珍爱生命,远离校园暴力"等团体辅导活动。针对小学生心理成长障碍、网瘾、厌学情绪等问题进行逐一的分析与解答,让学生学会处理成长过程中遇到的各种心理问题。

个案咨询,个案咨询主要通过心理咨询室,对个别存在心理问题的学生及时进行认真而耐心的心理辅导,帮助学生战胜心理障碍。

四、注重四个结合

一是与学生管理相结合。心理教育与少先队、共青团、学生会等紧密结合,开展班级"手拉手"互助活动,加强学生之间的交流,增进感情,发现和消除一些引起心理问题的因素。

二是与各学科的社团组织充分结合。利用重大节日、纪念日举办主题教育活动和文体活动,达到教育目的。

三是与文明校园创建相结合。通过心理健康大讲堂、心灵辅导、心理知识讲座、心理健康课等渠道,广泛动员,提高认识,广大教师主动参与,加强心理健康知识理论学习,人人都是心理健康辅导员,慎重对待学生向老师提出的心理问题,并科学解决。同时,学校把教师的心理健康教育工作作为评先评优的重要依据,激励老师们提升心理教育方面的素养。

四是与平安校园建设紧密结合。具体工作包括心理健康知识的研究和普及、个人心理问题的疏导和跟踪辅导、建立学生心理健康档案、开展有利于学生身心健康发展的课程、针对老师的心理知识的辅导和培训、解决家庭问题和家校矛盾等。

案例 43　依托"守门人"APP,线上线下三级守护学生心理健康

(天津东丽)

一、背景

近些年来学生的心理问题越来越突出,教育部门将学生心理健康工作纳入学校考核,在每个学校配备了专(兼)职心理老师,开展心理咨询、心理辅导、集体心理健康教育课等,但专业服务能力还有较大差距。做好学校心理健康工作仅仅培训心理老师还是远远不够,仅靠几次培训也解决不了问题;如何在专业资源缺乏的情况下为学校提供长期连续的专业支持是当前急需解决的问题。在与专家们共同研究后,天津市和东丽区原卫生计生委提出了一个想法:借鉴守门人理论,借助互联网技术,建设学校班主任、普通心理老师、区级专家心理老师三级网络,分别承担班级、学校、全区学生的心理健康"守门人"职责,同时建立专家平台和专业转介平台,为学校心理健康提出专业支持和出口支持,这样通过多方面工作来综合提升学校整体的服务能力和服务的专业性,从而提升学生的心理健康水平。

二、具体做法

2015 年初,经过天津市和东丽区卫生部门、区教育局、心理学专家、学校领导与班主任老师多次座谈、调研、讨论,学生心理健康"守门人"项目终于成型启动。

(一)建立专家组

为应对开展学生心理健康工作所面临的观念、伦理、法律等方面的问题,组建了医疗、教育等领域专家组成的"守门人"项目专家组,

为项目工作提供了强大的技术支持。

（二）建立培训制度

项目最先开展的工作是建立学校教师心理服务能力培训制度，分别针对全体教师、班主任、心理老师进行不同层次系统培训，建立了心理健康教育教学督导制度，与此同时开展了学生心理健康整体状况评估。

（三）开发"心理守门人"APP

这款手机软件使项目工作取得实质性进展和成果，承载四方面的功能，一是作为提升学校心理服务能力的辅助工具；二是学生心理健康宣传和健康教育的载体；三是整合各方心理服务资源的平台；四是转介和救助的绿色通道。经过近10多个月的共同努力，多次修改完善后，"学生心理守门人"APP终于投入使用。2017年10月13日精神卫生日宣传周召开了"学生心理守门人"APP启动会，标志着"学生心理守门人"项目全面运行。

"学生心理守门人"APP 功能介绍

√ 词语推导:通过特定语言，查询心理健康知识和建议。

√ 心理游戏:通过舒尔特方格等游戏来锻炼孩子的注意力。

√ 心理微课:录制心理健康微课，来方便心理守门人的学习。

√ 心理知识:通过发送心理健康知识，来扩大心理健康知晓率。

√ 放松音乐及正念冥想:方便教师们在生活中放松自己的身体，缓解压力。

√ 守门人求助:项目组独立开发了心理守门人词语求助，使得老师们能进一步准确反映孩子们的问题。

√ 守门人咨询:方便老师们时时在线咨询相关心理健康问题。

"学生心理守门人"APP的功能在使用中不断完善，2017年11月4日教师端APP使用，2018年9月18日学生心理健康测评系统上线，通过教师评定和学生自评相结合的方式了解学生心理健康情

况。2018 年 12 月,家长端上线,进一步扩大了心理健康知晓率,提高家长的心理健康素养。

"学生心理守门人"APP 工作流程说明:

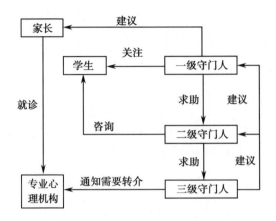

1. **学生** 遇到心理问题时可以寻求一级守门人和二级守门人的帮助,预约本校老师的心理咨询。

2. **一级守门人**

(1)班主任老师在平时工作中遇到心理问题的学生,无法解决时,可以通过手机软件或者微信公众号进行求助。

(2)接受二级和三级守门人的对于学生的帮助建议。

(3)根据学生情况建议家长带孩子到专业机构咨询。

(4)根据专业机构的转介信的建议,帮助学生。

3. **二级守门人**

(1)帮助班主任老师处理学生心理问题。

(2)判断学生存在的心理问题,无法判断时及时求助三级理守门人。

(3)根据三级守门人的对学生的建议对学生进行帮助。

(4)根据学生的情况对学生进行咨询。

(5)根据学生情况建议家长带孩子到专业机构咨询。

（6）根据专业机构的转介信的建议,帮助学生,并且保存好转介信。

4. 三级守门人

（1）给予一、二级心理守门人提出的建议进行指导建议。

（2）判断学生是否存在严重的心理问题,及时建议学校通知家长带学生前往专业机构就诊。

（3）家长同意带学生前往专业机构就诊时,及时通知专业机构相关信息。

5. 专业心理机构

（1）给予三级心理守门人提供专业支持。

（2）对于携带转介信就诊的家长给予接待,并且填写转介信,给予学校心理守门人相关建议。

6. 家长

（1）日常关注学生心理健康情况,根据心理守门人建议帮助学生。

（2）携带转介信前往专业机构咨询,就诊后将转介信给予学校心理老师保存。

三、项目成效

在两年多的时间里,东丽区学生心理"守门人"项目团队召开各种研讨会议达到 30 余次;完成了 1 000 多名一级守门人(班主任)集中和网络培训,60 余名二级守门人(专兼职心理老师)的教学辅导和工作坊培训,15 名专职心理老师儿童心理门诊临床实训;借助"守门人"APP 一级守门人关注了 5 000 余名学生心理状况,二级守门人对100 多名学生进行了帮助,三级守门人对 60 多名学生进行了专业帮助,对 10 名学生进行了专科转介。心理教师队伍的专业能力有了大幅度提升,20 余名教师取得了心理咨询师资质,12 名教师参加了心理健康志愿者服务团队,为更广泛的有需求的人群提供心理健康服务,成为全区心理危机干预队伍中的重要力量。

东丽区借助综合管理试点工作,将学生心理健康工作从想法到落实,成功经验已在天津市推广。2018年11月,天津市卫生健康委开展心理健康进校园活动,在全市推广学生心理健康"守门人"项目。

第三节 建队伍,连热线,开展心理危机干预

案例44 构筑心理危机干预防线,守护群众生命健康
(上海徐汇)

一、基本情况

徐汇区常住人口108万,有1家心理危机干预中心,1条心理卫生服务(危机干预)热线4009213120,1家精神卫生医疗机构,13家社区卫生服务中心全部建设社区心理卫生服务指导点(咨询室),各级区属卫生机构共有93名心理治疗师或心理咨询师开展咨询及危机干预服务。在长期的心理危机干预工作的探索中也碰到过服务能力(机构及人员)和社会需求不匹配、部门"各自为战"资源整合不够、社会宣传力度及覆盖不够等问题,从2009年起徐汇区出台了一系列的政策和措施来规范心理卫生及危机干预服务,综合管理试点工作三年进一步对相关服务内容和工作流程进行优化,目前可以做到快速反应、及时干预进而挽救生命。

二、做法和成效

(一) 构建综合全面的心理卫生服务体系及网络

采取"线上+线下"模式,构建全覆盖的心理卫生及危机干预服

务网。首先是宣传网络广覆盖,2009 年"心理卫生进社区"作为徐汇区卫生局便民惠民实施项目,在社区各个层面开展。通过开展心理卫生宣传和科普讲座,扩大宣传覆盖面,提高心理健康知识居民知晓率及心理危机求助意识。自 2015 年试点工作启动以来,进一步创新宣传载体,提高宣传教育力度。试点三年,通过网站、微信、微博等方式开展宣传,累计开展宣教主题活动 46 次;借助传统媒体,承办心理健康导报 10 期(发放 5 万余份)和徐汇健康专栏 36 期(发放 360 万份);2017 年,通过中国电信 IPTV 向所有的用户推送开机五秒钟的以"关注在职人群心理健康、普及精神卫生知识"为主题的宣传,持续时间一周,累计收视人数为 278 万余人次。其次是服务点网络的全覆盖,根据 2012 年 7 月徐汇区公共卫生联席会议办公室下发《徐汇区加强社区心理卫生服务工作实施方案》的文件精神,全区 13 家社区卫生服务中心全部规范建立"社区心理健康服务指导点"(咨询室),同时进一步要求将危机干预纳入社区心理卫生咨询服务中,对于存在相关危机问题的个体必须做好线下的评估、报告和转介,并纳入社区公共卫生考核,2015—2017 年累计提供社区心理咨询服务 1 507 人次。再者,延伸服务范围,开通线上服务。2013 年开通 4009213120 心理咨询公益热线,做好线上的心理危机干预服务,丰富服务措施和可及性,2015—2017 年累计接听热线电话 148 人次。此外,实现多部门网络的齐参与,徐汇区在 2013 年成立"徐汇区心理危机干预中心",以"预防为主,防治结合,重点干预,广泛覆盖,依法管理"为原则,由区委办负责协调区卫生局、区教育局、区文明办、区人社局、公安分局、消防支队等部门资源,原区综治部门牵头,共同参与辖区心理危机干预。组建人防心理危机干预队伍,有效整合社会学、心理学、精神科等学科和社会资源,建立心理危机援助介入和转介机制,构筑心理危机干预防线,2015—2017 年危机干预处置

125人次。参与重大事件的心理危机援助,组织自杀干预演练3次,2015年根据真实事例改编的危机干预小品剧登上上海市总工会的舞台。

以区文明办为主体,以"一体两翼"的管理模式推进未成年人心理健康辅导工作,即以区未成年人心理健康辅导中心为"一体",以13个社区和85个学校未成年人心理健康辅导室为"两翼";关爱妇女群体,开设开心家园心理咨询工作室,离婚劝和工作室等。

以区教育局为主体,建立徐汇区未成年人心理健康辅导中心心理危机干预示范点,编制《心理危机预防管理和干预手册》和《危机干预在线教程》;共建成85个心理健康辅导室,配备92名心理咨询师;成立了一支心理危机预防干预专业团队和志愿者团队;利用"互联网+"区域危机干预平台,医教结合加强区域学生心理健康三级防护体系。

(二)专业多层的心理卫生服务队伍培养

徐汇区原卫生计生委一直以来非常重视社区基层卫生工作者对于社区居民精神障碍及心理行为问题的识别和转介及一般问题的服务能力。鼓励并支持社区医务人员参加心理健康服务能力方面的培训和资格考试,2009年徐汇区政府开始为社区卫生服务中心培养心理咨询师,截至2018年底,区政府共投入100余万元,为各社区累计培养92名国家二级心理咨询师。试点三年,原区卫生计生委进一步加大心理咨询师培养力度,再次投入经费26万元,培养国家二级心理咨询师26人,试点三年的培养人数约占培养总人数的1/3。2015—2017年,为进一步提高危机干预服务能力,区精卫中心每季度邀请市级专家进行相关案例督导(累计10次),并积极选派人员参加国家及市级突发事件心理危机干预培训。

2017年4月,组建"汇健康"医联体志愿联盟,同年10月成立"医公益"志愿者基地,通过开展"一米阳光"危机干预和心理援助志愿特色项目,由专业志愿者走近社区居民、楼宇白领、消防官兵,走进中小学校、建设者之家等,提供心理健康的科普、宣传、筛查及心理干预,培养各社区的居委干部和楼组长作为志愿者,并强化心理问题及危机干预工作培训宣教,特别是在危机干预中因其位置及邻里优势,很好地承担起核实、报告及快速反应的"情报员"。

徐汇区心理危机干预服务虽然建立了工作基础,取得了一定的成效,但服务网络构建能力仍有待提升,如干预队伍快速协同公安处置自杀报警的机制本区尚未固化,主要还是以卫生心理热线和社区心理危机干预及教育部门的学校危机干预转介为主,下一步通过不断完善和整合,进一步健全心理危机干预服务体系和网络,提高应急响应能力,降低危机事件发生可能性。

案例45 队伍建设,危机干预的根本
(辽宁沈阳)

一、背景

为了最大限度地预防和减少心理危机的发生,保障公众心理健康,维护社会稳定,提高沈阳市突发精神卫生事件监测预警和应急处置能力,2013年5月31日,沈阳市精神卫生中心正式挂牌成立沈阳市心理危机干预中心。

二、具体做法

1. **体系建设** 沈阳市精神卫生中心成立突发公共事件心理危

机援助领导小组,由精英骨干组建心理危机援助专家组,并聘任省、市知名心理专家担任中心顾问,完善精神卫生突发事件的组织机构,使突发精神卫生事件得到有效监测预警及处置。

2. **常规演练** 沈阳市自2015年开展精神卫生综合管理试点工作至今,每年开展应急演练1次。在应急演练中,指派13名同志组成心理危机干预小分队,准时到达现场参加应急演练:指派心理专家为安置点受惊吓的灾民进行心理干预,开展心理疏导,及时解除群众紧张、恐惧、烦躁的情绪;为周围群众发放心理保健常识宣传册;通过心理援助热线23813000,为广大市民答疑解惑;并为本次事件中的各类救援人员开展团体心理辅导,减轻心身压力,更好地为受灾群众服务。

3. **定期培训强队伍** 2015年1月至2018年12月,沈阳市共举办了突发事件心理危机干预培训班4次,培训各区应急人员约500余人次。内容包括灾后儿童青少年心理危机干预操作流程、因灾死亡者亲友心理危机干预操作流程、心理危机干预人员自我照料操作与流程、突发事件心理危机干预实操等,并通过实践演练,指导学员在危机事件发生后的紧急情况下有效组织开展心理危机干预工作,使学员掌握心理干预技术,提高全市危机干预队伍对突发事件的应急处理能力和应急医疗服务水平。

4. **现场干预展实效** 2015年7月15日,沈阳市华阳大厦发生坠梯事件,沈阳市心理危机干预中心派出心理危机干预人员2人,进行现场心理疏导,提高了心理危机干预工作在民众中的影响力,并得到了政府的认可与好评。

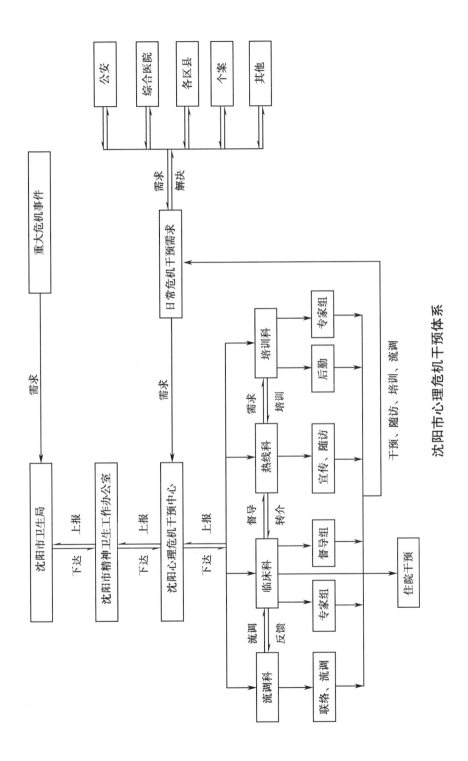

沈阳市心理危机干预体系

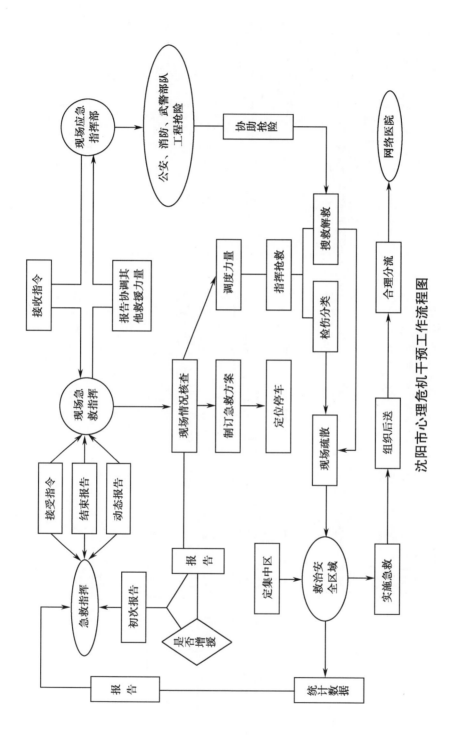

沈阳市心理危机干预工作流程图

案例46　7×24小时连线,专职心理人员服务

（福建厦门）

一、热线基本情况

厦门市心理援助热线是福建省唯一的一条公益心理危机干预热线(0592-5395159)。热线队伍由14名本院专职心理咨询师组成,均为国家二级心理咨询师,其中有12名取得心理治疗师资格。热线咨询员均毕业于高等院校应用心理学专业,具有专业的心理学背景。

二、热线的管理

（一）规范化的管理制度

热线自成立以来,根据实际工作经验,不断完善各项规章制度:对每通来电均进行高质量录音,并由督导师听取和整理归档;制定接线质量标准,每月抽取每位咨询师的两通来电录音进行评分考核,对于咨询师在接线过程中存在的问题及时进行反馈,提出改进意见。

（二）完善的督导机制

由3名院内专家组成的院内督导组负责每周1次团体督导,每月1次一对一督导,督导除了一起探讨接线中存在的问题外,也帮助咨询师在自我觉察中获得个人成长,接完困难和高危来电后及时对咨询师进行情绪舒缓。团队还邀请国内外专家开展每月1次案例督导。

（三）持续的团队建设

为了防止心理枯竭,让咨询师保持工作热情,增强队伍凝聚力,

高度重视团队文化建设,科室每个月会为过生日的咨询师举行形式多样的生日趴,定时组织有趣的户外拓展活动进行情绪舒缓,提高团队建设。

三、热线服务和创新做法

(一)热线常态服务

在日常普通市民的心理援助方面,热线针对来电者的恋爱、婚姻和心理健康等方面问题为他们提供一般性心理辅导,舒缓其心理压力。对需要进一步咨询心理科或精神科医生的来电者,及时提供必要的专业转介,对高危来电者启动高危来电心理干预流程,联动家庭、单位、居委会、110 等社会力量开展综合干预。

(二)开展各类公益活动宣传热线

通过与当地主流媒体合作,每周有专栏通过案例的形式宣传心理健康和预防自杀相关知识并宣传热线电话号码;每月定期面向市民开展公益心理讲座或主题心理沙龙;在每年的中考、高考期间增加一条考生专线,为有需求的考生进行面对面的心理辅导和放松训练;每年 9 月 10 日"预防自杀日"到社区进行大型宣传;2016 年 8 月热线开通了微信公众号——厦门心理援助,每周定期更新专业科普知识,向民众传递心理健康知识的同时宣传热线。

(三)加强教学工作,提升热线竞争力

热线承担了美国伊利诺伊大学、华盛顿西雅图大学、福建医科大学、福建中医学院、闽南师范大学等应用心理学学生的实习带教工作,近三年共带教了 81 名实习生。此外,还承担来自宁夏、江西、漳州等兄弟医院的近 15 人进修带教工作。

（四）"防治结合"首创特色管理模式解决热线难题

心理援助热线工作需要奉献精神和心理能量,长期的热线工作,会对咨询师造成心理压力和产生心理枯竭,并且热线工作的单一性会对热线咨询师的定位及个人成长方向造成影响,这些因素都会让心理援助热线的成长受到限制。在每个地市的热线服务开展过程中都会遇到这样的难题,伴随而来的就是专业人员流动性大,热线沉淀不够等老大难问题。厦门的心理热线也遇到了这样的发展瓶颈。

具体做法:2013 年 5 月正式成立了心理危机干预热线与心理咨询室,把热线干预工作和门诊咨询工作有机地结合起来,实现"防治结合"。一方面解决了热线咨询师定位受限的问题:咨询师除了热线工作外,每周有固定的门诊时间为来访者提供面对面的心理咨询,拓展了咨询师的能力发展,大大地调动了咨询师的工作积极性;另一方面,为高危来电者的后续心理救援提供了有力的保障,起到了"防治结合"的效果。如是厦门地区的高危来电者,需要后续的专业心理救治,咨询师不仅会为其安排合适的心理治疗,也会根据其需求联系医院相关部门,开通绿色通道。

四、服务成效

（一）来电量逐年上升,咨询服务有机结合

近三年,热线来电量逐年上升。试点 3 年期间,热线团队在门诊共完成了 16 126 人次的心理咨询服务;开展了 1 507 人次的团体辅导活动。热线与门诊的工作常年得到群众的好评与肯定。据不完全统计,其中有 865 例心理咨询个案是从热线转介到门诊进行的进一步干预,防治结合措施效果显著。

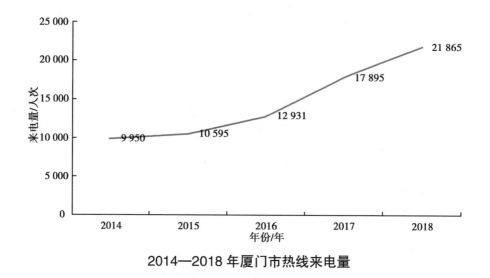

2014—2018 年厦门市热线来电量

（二）成功干预高危来电

截至 2017 年底，热线共干预了 300 余高危来电者（具有已实施、即刻或者计划自杀风险的来电者），经过一年长期跟踪随访，除 1 名失访外，其余高危来电者均得到了成功干预。成功阻止了 1 例报复他人和 1 例想通过自焚方式报复社会的案例。心理援助热线对来电者进行综合的危机干预，为挽救生命、稳定家庭、促进社会和谐起到了一定的作用。

（三）扩大了业界影响力

在 2015 年国家心理援助热线项目办督导的七地市热线里，厦门热线工作获得第一名的佳绩，得到 94 分的高分，是全国唯一一家示范型热线。根据国家心理援助热线项目办统计，厦门热线每年接电量均位列全国前三名。

心理危机干预热线分别于 2015 年和 2018 年，争创"四个一流"，获得"2014—2017 年度市级青年文明号""2018—2020 年度市级青年文明号"荣誉称号，2018 年获得厦门市市级工人先锋号，在厦门市各单位中展现了良好的工作风貌和形象，工作得到了共青团市委的进一步肯定。

"珍爱生命,拥抱希望"是热线团队的座右铭,热线工作是一份平凡而伟大的工作,将在不断的成长中总结经验,会为民众提供更专业的、更优质的心理援助!

第四节　专家点评

况伟宏

(四川大学华西医院心理卫生中心副主任)

心理健康和身体健康是健康两大基石,缺一不可。传统的健康认知和疾病防治的前期实践造成了目前国民健康维护中普遍的厚此(身体)薄彼(心理)现象,这严重地阻碍了"全民全面健康"的国家战略和国民追求,需要迎头赶上、补齐短板。心理健康促进至少有三个方面的积极意义——增加个体生活的幸福感、增进家庭社会的和谐程度、提高罹患身心疾病的免疫能力。全民心理健康工作推进可以借鉴 20 世纪中叶成功的"爱国卫生运动"范例。本篇的前序和来自宁波、上海、北京、河南、天津、沈阳和厦门等地案例总结起来有如下几个方面的共同特点——政府部门组织协调是保障,专业队伍规范实施是重点,全民参与重点推进是基础。值得学习借鉴,避免生搬硬套,提倡因地制宜地推进心理健康促进工作。

何燕玲

(上海市精神卫生中心主任医师)

心理健康,从心理健康教育到心理健康促进,从预防到干预,是综合试点工作中范畴最宽、涉及条线最多、覆盖面最广的工作。各地介绍的试点经验中的共同点,就是"综合与协作",根据目标人群不同,分别与企事业单位、教育机构、社区、社团组织等合作,不仅能够更好地切入目标人群,也带动了各条线、各区域的心理健康工作。全民心理健康,自然"全民的参与"是第一要素,"我的健康我负责"是必须要倡导的。以项目为抓手,创新形式与持续开展并进,是获得成效、形成亮点的方法,尤其是点滴工作连成线,条块工作铺成面,形成整体效应,形成心理健康工作的区域品牌、国家品牌。品牌效应可以扩大工作成效,需要持续建设。有待加强的是心理健康教育和促进工作中科学设计的实施研究和效果评估研究。

许秀峰

（昆明医学院第一附属医院主任医师）

2016年8月21日,习近平总书记在全国卫生与健康大会的讲话中强调"要加大心理健康问题基础性研究,做好心理健康知识和心理疾病科普工作,规范发展心理治疗、心理咨询等心理健康服务。"各地在"全国精神卫生综合管理试点"项目基础上,创造性地开展工作,这些工作超越了精神疾病的治疗与管理,关口前移,从加强公众的心理健康服务入手,政府主导,多部门联动,建章立制,建立机构,整合资源,保障经费,培养人才,规范服务流程,制定服务标准,充分应用网络及热线电话,通过项目促进,在全员覆盖的基础上,走进基层,聚焦重点人群,普及式服务与精准个体服务相结合。通过这些工作,使全民提高了对"健康中国"内涵的认识,普及了心理健康知识,起到增进心理健康,正确认识精神障碍,积极防治精神疾病的作用。2018年11月19日,国家10部委印发了《全国社会心理服务体系建设试点工作方案》,目的就是将各地案例中的优秀工作逐渐推广到全国,使"健康中国"从理念成为现实。因此,这些优秀的案例将成为全国社会心理服务体系建设中的重要典范。

故事 6：付出与回报严重失衡，谁愿意干？

我现在是一名精神科医生，当年临床医学本科毕业后选择了精神科这个科室。每天都要面对许多精神障碍患者，另外，专业人员少、工作量大，还有数不清的夜班，面对狭小的空间、封闭的环境，我的压力达到了极限。前两天同学聚会，我听着那望尘莫及的房价，对比同学们的收入，看着自己那遭人嘲笑的工作及微薄的薪水，心里再难平衡。查房时，患者猝不及防的一巴掌彻底打碎了我最后的一道防线，我不想干了。是的，作为一名医生，尤其是精神科医生，患者病情得以控制好转，患者的笑容和家属的感激，都使我充满成就感与社会责任感。可面对繁重而又高风险的工作，我们的付出与回报合理吗？我们有待遇吗？有津贴吗？

存在问题：

我国精神科医患比例严重失调，精神卫生工作任务重、职业风险高、待遇水平低，导致专业人员匮乏，工作积极性不足。尤其是基层精神卫生医疗机构和人员严重不足，人才引进难，待遇低。基层医疗卫生机构很大一部分都没有配备专业的精神卫生专职人员，其岗位大多由其他医护人员兼职。即使有专业人员，因薪资待遇水平低、工作环境差、不受重视等因素的影响，导致他们工作积极性很低，只要有机会就寻求调离，导致社区精神卫生服务队伍很不稳定。

第一节　人员激励机制成效

针对精神卫生专业人员短缺、流动性大、工作积极性不足的问题,三年来,试点地区在积极扩充专业人员队伍的同时,在创新人员激励政策、提待遇留人才方面也做了有益的探索,并取得初步成效。

一是增加工作人员补助。如宁夏银川对综合医院精神科医生给予每月1 500元补助。

二是设立执业风险津贴。如云南玉溪、保山实施精神专科医院财政补偿和精神卫生工作人员特殊职业风险津补贴政策,按当地绩效工资水平控制线10%的标准核入奖励性绩效工资总量,经费由精神专科医院从业务收入中统筹解决,其他事业单位专职精神卫生工作人员参照执行。

三是设置专项服务费。如广东省设立"精防人员防灾防损服务费",若基层精防人员年度内达到管理服务指标且管理患者未发生肇事肇祸案(事)件,由区县精防机构分两次发放服务费。

四是提高绩效总量水平。重庆市沙坪坝区在精神卫生中心提高绩效工资限额标准,保留"高出部分"10 000元/(人·年)。

五是提升薪级工资。如浙江宁波对精神病院工作人员,在现有工资薪级的基础上浮动一级薪级工资,浮动满八年予以固定。

部分试点区补助津贴落实情况

	云南玉溪/保山	广西北海	宁夏银川	重庆沙坪坝	广东	浙江宁波
对象	专科医院医务人员;精防人员	专科医院医务人员;精防人员	专科医院医务人员;精防人员	二级精神卫生中心工作人员	精防人员	专科医院医务人员
额度	增加 10%绩效	增加工资绩效	综合医院精神科医生补贴 1500 元/月;精防人员 1000 元/月	增加绩效 1 万元/年	人均补贴590 元/月,最高 1 700元/月	浮动一级薪级工资
筹资渠道	政府财政补贴;医院经费	医院调配;社区各级自筹		医院自筹	购买保险	医院自筹

第二节　政策倾斜,解决人才紧缺问题

案例 47　给予编制倾斜政策

（浙江杭州）

一、实施背景

2015 年,正值《杭州市精神卫生条例(2007 版)》颁布实施 8 周年,也是精神卫生综合管理试点工作的启动之年,当年 9 月,杭州市人大专题视察精神卫生工作。视察认为:经过 8 年来市政府及各部门之间的多方努力,精神卫生工作已取得一定成效,但仍然存在一些问题,尤其是队伍建设有待进一步加强,如精神卫生专科医院编制紧缺,人手紧张;基层精防网络力量薄弱,专职精防人员不专职;精神卫生专业人才后继乏人等。

为推进全市精神卫生可持续发展,以此次人大视察工作为新起点,杭州市修订了《杭州市精神卫生条例》,出台了《杭州市人民政府关于进一步加强精神卫生综合管理的实施方案》《杭州市市属公立医院机构编制管理暂行办法》和原市卫生计生、编委办、人力社保和财政等四部门联合下发了《关于加强杭州市精神卫生专业队伍建设的实施意见》等 3 个文件,对精神卫生队伍建设有了明确要求和具体措施,并纳入督导考核内容。

二、具体措施

1. 在人员编制方面,深化编制管理改革,在当地现有编制总量内,合理核定医疗卫生机构编制总量。要求各区(县、市)参照《杭州市市属公立医院机构编制管理暂行办法》,对区(县、市)属公立医院逐步实行编制备案制管理,并建立动态调整机制,切实缓解人员编制不足问题。

2. 在关爱精神卫生从业人员方面,根据精神卫生工作职业风险高、责任担当重的特点,对承担精神卫生工作的医疗卫生事业单位在核定绩效工资总量时予以适当倾斜,具体办法由各地结合实际自行确定。合理设置绩效考核指标,在绩效考核和内部收入分配中,对精神卫生工作人员给予倾斜。保障精神卫生工作人员职业发展通道。适当放宽职称评价标准,缓解精神卫生工作人员职称评审困难的问题。在相应卫生专业高级职称评审中,对从事精神卫生工作的人员予以适当倾斜,同等条件下优先。此外,还对精神卫生工作人员每年实施倾斜性疗休养政策。

3. 在人才招聘引进方面,将精神卫生工作岗位列入紧缺岗位招聘目录中。公开招聘精神卫生工作人员可按资格审查实际通过人数进入考试程序,考试可采用面试或实践技能测试等形式,通过双向交流和专业答辩方式进行。各区(县、市)可参照《杭州市卫生局直属事业单位公开招聘卫生技术高层次和紧缺专业人才实施办法(试行)》,完善人才招聘办法,适当放宽对精神卫生工作人员的招聘年龄。对特别优秀的人才,经研究可采取"一事一议"的方式予以解决。

三、工作成效

(一) 经费投入

1. 各级精卫办运行经费保障 市财政局加大市精卫办工作经费投入,2018 年市级精卫办运行经费 300 万元,比 2016 年新增 140 万元,各区(县、市)精卫办运行经费共计 968.4 万元,确保精神卫生工作的正常开展。

2. 落实精神卫生专业人员待遇 杭州市第七人民医院实施了绩效倾斜政策,对工作在临床一线的医务工作人员给予 200 元／月的绩效补贴,非临床一线医务工作人员给予 160 元／月的绩效补贴;桐庐县三院对工作在临床一线的医务工作人员给予 300 元／月的绩效补贴;下城区参照签约医生补助的标准,以每年补助通信费 500 元／人的方式,对社区精防人员进行补助。以上政策均已连续实行 3 年,并将继续实行。

(二) 充实队伍

1. 医务人员数量变化 截至 2017 年底,杭州市精神科执业(助理)医师 587 名,较试点前增加 10% 以上;精神卫生医疗机构内共有精神科执业(助理)护士 579 名,心理治疗师 9 名,心理咨询师 211 名,社会工作者 371 名,康复师 4 名,较试点前均增加 10%。

2. 精防专职人员人数变化 市级医疗机构安排 11 名专职人员

从事精防管理工作,13 个区、县(市)均安排专职人员从事精防工作,其中有 9 个县市区精卫办的专职人员已达 3 人或以上。安排有专职精防人员的社区卫生服务中心 / 乡镇卫生院已达 60% 以上。

第三节　落实津贴补助,提高人员待遇

案例48　设立精神卫生执业风险津贴
(云南玉溪、保山)

一、实施背景

为贯彻落实《中华人民共和国精神卫生法》第七十一条的规定,适当提高精神卫生机构工作人员待遇水平,稳定精神卫生专业人员队伍,更好地为精神障碍患者服务,经云南省人民政府同意,2014 年 11 月 14 日,省卫生计生委、人力资源和社会保障厅、财政厅联合下发《关于提高精神卫生机构财政补助及建立工作人员执业风险特殊津贴的指导意见》,决定从 2014 年 11 月起,提高差额拨款精神卫生专科医院财政补助水平,建立精神卫生专科医院工作人员职业风险特殊津贴。

二、具体措施

1. 提高财政对精神卫生专科医院财政补助水平。各级财政部门根据精神卫生专科医院卫生工作人员收入偏低的情况,将在职在编人员财政补助纳入每年度财政预算,提高财政补助比例,补助水平不低于在职在编工作人员国家规定的基本工资和绩效工资的 80%。

2. 采取在奖励性绩效工资总量内设置精神卫生专科医院工作

人员职业风险特殊津贴的办法,对人员工资待遇给予适当倾斜。职业风险特殊津贴按照当地绩效工资水平控制线 10% 的标准核入精神卫生专科医院奖励性绩效工资总量,所需经费由医院从业务收入中统筹解决。其他医疗卫生事业单位专职从事精神卫生工作的人员可参照执行。

三、取得的成效

2015 年 3 月 10 日,玉溪市卫生局、人力资源和社会保障局、财政局联合转发该指导意见。澄江县按照文件要求给 30 人发放补贴,相关单位发放标准为 260 元 /(月·人)(县人民医院发放标准为 50 元 /(月·人)),每年补贴 81 120 元。易门县按照文件要求从 2016 年起给 31 人发放补贴,发放标准为 260 元 /(月·人),每年补贴 96 700 元,津贴发放从 2016 年起纳入县级财政预算,形成长效投入的机制,稳定了精防人员队伍。

2016 年 7 月 19 日,保山市卫生局、人力资源和社会保障局、财政局联合转发该指导意见,并按文件要求每年对 200 余人进行补贴,每年补贴金额在 30 万元左右。

案例 49 提高基层人员岗位补助
(广西北海)

一、实施背景

北海市存在工作基础较差,底子薄,多部门各自为政,没有建立部门协作机制等问题。为调动工作人员积极性,北海市积极探索,借"健康北海建设"东风,把精神卫生综合管理工作纳入"健康北海建设"内容同步推进,同时建立精防人员激励机制。

二、具体措施

2017 年,北海市启动"健康北海建设"工程,市政府出台《北海市进一步加强精神卫生综合管理工作实施方案(2017—2020 年》,在文件中创新性地提出提高全市精防机构、基层医疗卫生机构中的所有精神卫生工作人员工资待遇,给予从事精神卫生防治工作的人员岗位待遇倾斜补助,在原有应享受的奖励性绩效工资基础上每人每月增加 200~300 元(在单位奖励性绩效工资总额中调配安排)等,通过激励政策的制定稳定精神卫生专业队伍。北海市政府文件下发后,以市精神卫生综合管理试点工作领导小组办公室名义下发《关于认真贯彻北海市卫生与健康文件落实精防人员待遇补助政策的通知》文件。要求各县区原卫生计生局、精神卫生医疗机构、各乡镇卫生院、社区卫生服务中心等单位认真按文件规定落实本单位精神卫生工作人员补助政策,并组织两次督查跟踪落实。

三、取得的成效

2018 年,北海市四家精神病医院中的北海市合浦精神病医院和宏科康复医院已执行上述政策。合浦精神病医院采取分等级补贴,200~300 元 /(人·月)不等,宏科康复医院一律补贴 200 元 /(人·月)。全市共有 33 个基层医疗卫生机构,均已执行,补助标准为 200 元 /(人·月),共有 44 名专(兼)职精神卫生人员,均已领取补助,所有补助均从财政奖励性绩效工资总额中调配安排。

精防人员获得了实实在在的实惠。截至 2018 年 9 月,北海市共有 37 个单位 56 名精神卫生防治工作人员获得了补助,全市 100%的精防人员均可获得,精防人员有了获得感和自豪感。调动了精神卫生工作人员工作积极性,稳定了精神卫生专业队伍,使各项措施得到了更好落实,有力推进了试点工作。

案例 50　补专科,扩精防,提高人员待遇
(宁夏银川)

一、实施背景

在试点启动时,银川市没有市级精神卫生中心和精神专科医院,基层精神卫生医疗机构和人员严重不足,引进难,待遇低。

二、具体措施

1. 银川市召开政府专题会议,研究确定了县级及以上综合医院精神科门诊医生每人每月 1 500 元的补助标准(其中市级财政配套项目经费补助 1 000 元,剩余 500 元由用人单位提供);安排专项经费为疾控中心招聘 3 名精神卫生工作人员。

2. 贺兰县在此基础上,出台了更为全面的激励政策,制定了《贺兰县精神卫生试点工作精防人员特殊津贴分配方案》,对县级医院的精神科医生每月给予 1 500 元补贴,对于县级以下单位(疾控中心、各乡镇卫生院、社区卫生服务中心从事精神卫生管理的)的工作人员,每人每月给予 1 000 元补贴。

三、成效

覆盖市县乡镇的多层面精神卫生激励机制初见成效。截至 2018 年底,共补助 4 家市县级综合医院精神科门诊医生 16 名 80 余万元,县级及以下精防人员 20 人 30 余万元;疾控中心聘用 21 人,投入经费 500 余万元。实现了市、县医院医生有补助,县级以下单位有补贴的激励机制。

案例 51　防灾防损服务费，开拓提高精防人员待遇途径
（广东）

一、实施背景

为了做好严重精神障碍患者救治救助工作，最大限度体现社会管理共建、共治、共享，广东省政法委联合 8 部门下发《关于印发〈广东省严重精神障碍监护责任补偿保险实施办法（试行）〉的通知》，将严重精神障碍患者肇事肇祸事件的善后处置和补偿应用商业保险的办法予以有效的保障和规范。为了最大限度发挥保险的作用，激励基层精防人员履行严重精神障碍患者随访管理职责，预防严重精神障碍患者肇事肇祸发生，广东省精神卫生中心与本保险项目中标保险公司协商，特设立"精防人员防灾防损服务费"。

二、具体措施

1. **费用来源**　严重精神障碍监护责任补偿保险投保费用（占 5%）。

2. **发放对象**　已经向统一招标确定的共保体保险公司投保的地市的基层精防人员。以镇街为单位，每一镇街指定一名专职或主要负责精防管理工作的医务人员。

3. **发放条件**　要求认真履行严重精神障碍患者管理职责，按时做好随访管理工作，协助政法委、公安、民政、残联等部门做好严重精神障碍患者救治救助工作，严重精神障碍患者报告患病率、管理率、规范管理率、服药率、规律服药率 5 项指标中 3 项以上达标且规范管理率和服药率达标。同时本镇街保险年度内未发生严重精神障碍患者伤害赔偿案事件。

4. 发放方法 由共保体保险公司统一将"精防人员防灾防损服务费"直接支付至精防人员本人,半年发放一次。

三、工作成效

截至 2018 年 11 月底,全省部分地市已向 241 名精防医生(占全省精防人员的 5%)发放防灾防损服务费,共计 142 342.5 元,平均每人 590 元,最高 1 700 元,均是首次发放。"精防人员防灾防损服务费"一定程度体现了对基层精防工作的倾斜,开拓了提高精神卫生从业人员待遇的途径,为激励和稳定基层精防人员队伍做出了有益探索。

第四节　专家点评

于　欣

（北京大学第六医院教授）

政府的红头文件虽然有些像冬日里隔着厚玻璃窗照进来的阳光,取暖还是要打开屋内的暖气,但是洒落在身上还是有一种暖洋洋的感觉。完全靠财政解决精神卫生工作人员的待遇问题,发挥激励作用,恐怕也是强其所难。毕竟靠财政吃饭的嘴太多,勺子又都在明面上,给谁多一口都会让其他人眼红。实际上,收入过"小康"的医务人员,财政拨款所占比例应该很低,大头多来自所谓"绩效"。即使医保定价的不合理性一直为医务界所诟病,但是花样繁多的检查治疗项目仍然可以在综合医院的某些科室创造出可观的绩效。而精神科的低业务收入也反映出这个学科这几十年来技术进步的迟缓。参考试点地区的经验,我建议三级专科医院应该努力拓宽精神卫生服务领域,开展特色诊疗,增加业务收入。二级及基层精神卫生医疗机构应该进行"划片"式的精神卫生社区服务,承包区域内精神疾病防治、精神健康教育、精神残疾康复等等工作,通过医保、社会综合治理、保险公司(如深圳经验)联合筹资付费。同时,医政医管部门应该进一步放宽精神科诊所的审批标准,并通过行政调控,给予公立医院的在职精神科医生一定的时间配额,允许他们参与到私立机构的诊疗活动中,让市场来满足一部分人群的精神卫生服务,同时也让市场来补偿部分精神卫生从业人员的收入。

李凌江

(中南大学精神卫生研究所教授)

精神卫生工作人员队伍的建设是精神医学学科发展的根本。激励机制篇介绍了部分地区通过政策支持、资源投入、待遇改善等举措,提高了精神疾病防治队伍的数量与质量,这些经验值得推广。不过,我们依然要看到,我国精神卫生防治队伍建设的任务依然任重道远,无论是数量还是质量都有待提高,其关键还是要从根本上提高全社会包括政府管理部门、媒体、公众对精神卫生工作的认识,从理念上和实际举措中提高从事精神卫生工作人员的待遇,加强国家对精神卫生高级人才的培养途径与条件,加大对精神卫生医疗、教学、科研工作的投入与政策支持,才能最终建立好我国的精神卫生服务体系。

高璐璐

(浙江省卫生健康委疾控处三级调研员)

随着国家对精神卫生事业的重视,近年来,我国精神科执业医师增加明显,2018 年已达 30 122 人,平均 2.19 名 /10 万人。但仍存在精神卫生资源分布不平衡和数量相对不足的问题。精神卫生工作任务重、职业风险高、普遍待遇水平低,导致专业人员匮乏,工作积极性不足,尤其是基层精神卫生医疗机构和人员严重不足,人才引进难。针对以上问题,几个试点地区借助试点工作契机,先试先行,为建立精神卫生激励机制做了有益的探索。通过直接增加工作人员补助(宁夏银川、广西北海)、设置专项激励服务费(广东省)、提高绩效总量(重庆市沙坪坝、浙江杭州)、提升薪级工资(浙江宁波)、设立职业风险津贴(云南玉溪、保山)等方式增加了精神卫生从业人员有效收入;针对人员紧缺问题,浙江杭州市下发制定政策——《关于加强杭州市精神卫生专业队伍建设的实施意见》,给予人员编制倾斜政策。

试点地区通过出台激励政策,调动了精神卫生人员工作积极性,扩充了精神卫生专业队伍,稳定了基层精神卫生服务团队,提高了精神卫生临床服务能力和社区管理水平,并起到了良好的激励效果,值得其他省市学习借鉴。

张毓辉

(国家卫生健康委卫生发展研究中心副主任)

当前我国精神卫生工作任务重、条件差、待遇水平低,导致人员缺乏、积极性不高等问题,基层精神卫生队伍尤为明显。要解决上述问题,加强激励机制是关键和基础。部分地区勇于实践,大胆探索,一方面加强政策保障,在人员编制、人才招聘和绩效考核等方面加大倾斜力度,提高岗位吸引力,解决人才短缺问题;另一方面,综合运用绩效、薪级工资、执业风险津贴、专项服务费等手段,着力体现精神卫生人员岗位特点和劳动价值,有效提升了精神卫生人员的工作积极性。总体来看,这些探索实践在加强精神卫生工作激励机制建设、充实和稳定专业人员队伍、优化人员结构等方面取得了良好成效,为下一步工作开展和经验推广奠定了基础。

故事 7：一个社工的心声

小东是一名精神分裂症患者,和腿部残疾的母亲相依为命,家庭十分贫困。我遇到小东时,他刚出院不久,急需康复训练,但又找不到康复机构。我通过社区找到了适合的精神康复机构,可小东家里连维持基本生活都是个问题。负责救助的同事小王与残联救助部门联系,为小东申请了残联救助金。由于小东常年生病,小东的母亲身患残疾,没有工作,只能依靠捡垃圾维持生活,我们与社区联系,协助申请了生活补助,帮助找了愿意接收残疾人工作的工厂,小东的母亲在工厂工作,有了稳定的收入,保障了她和小东的基本生活。原本以为可以顺利结束这个个案了,却发现小东的母亲还是闷闷不乐,不与人交流,经常独自一人默默流泪。原来自从发现小东患有精神障碍,周围的邻居经常指指点点,看见他们就躲闪,小东的母亲觉得心里很难过。我们帮他们联系到一家专业的心理咨询机构,经过多方沟通,这家机构愿意免费为小东的母亲做心理疏导。同时我们与社区居委会协调,在精防医生小陈的策划下,举办了社区互助互爱宣传月活动,宣传邻里互助,科普精神卫生和心理健康知识。在我们的宣传引导下,小区居民的态度有了很大改变,小东和母亲开心了很多,也很感激我们,我们也觉得无比的骄傲。

存在问题：

严重精神障碍患者在医疗、康复、生活等多方面都需要支持，社会组织可以补充精神卫生专业资源的不足，满足患者的多元化需求。大量的社会组织愿意投身助人工作，但又因为对精神障碍患者存在恐惧心理，或是缺乏专业技能望而却步。急需鼓励、吸引社会组织参与精神卫生服务，并提高其开展服务的专业性。

第一节　社会组织服务成效

社会组织在解决精神卫生服务专业人员不足方面能发挥重要作用，试点工作开展以来，部分试点地区通过政府购买等形式，引导多元社会主体参与精神卫生综合服务，充分发挥社工专业优势，运用个案、小组、社区等方法协调各类康复资源和社会关系，为患者、家属及其他相关人员提供多样化的知识普及、政策宣传、资源链接、康复训练等服务，帮助患者恢复社会功能、融入社区，初步形成了多主体、多形式的工作局面。如，上海各试点采取政府购买社会组织服务的形式开展社区精神康复服务，通过招标竞标的方式支持了40余家社会组织参与社区康复，探索出了入院 - 出院准备 - 社区康复机构 - 居家康复 - 职业实训 - 辅助就业的链条式、医院社区一体化服务；上海长宁还在精神健康社会组织的机构建立、队伍建设、项目扶持、功能辐射及其可持续发展等方面作了探索；广东深圳通过政府购买服务方式，推动专职精神卫生社工开展个案服务，包括科普知识宣传、药物管理、心理辅导、资源链接等。

第二节　培育孵化，专业扶持

案例52　政府主导，专业机构培育孵化社会组织
（上海长宁）

一、实施背景

上海市长宁区从 20 世纪 70 年代开始探索"区 - 街道 - 居委"三级社区精神卫生防治网络，初步提供了社区综合服务。随着社会、经济和文化的发展，相关工作从资源配置、工作机制、服务模式方面都出现了一定的瓶颈问题，亟待寻找新的突破：

1. 中心城区老龄化不断加剧，由于多数严重精神障碍患者起病于青壮年，步入老年的父母承担看护责任力不从心。

2. 重管控、轻服务的传统方法易引发患者和家属反感，特别是高频度探访常常出现"你来我躲"的被动局面。

3. 社区医生、居委干部、民警等相关人员由于工作繁多，无法在社区精神卫生工作中投入较多的时间和精力。

针对于此，长宁区学习和借鉴国内外实践经验，设想在政府部门主导下，借助专业化精神卫生社会工作者群体，介入到社区看护、随访和康复服务中，弥补现有服务体系在资源配备、工作机制和适宜技术推广等方面存在的短板。进一步明确了"政府部门主导、专业机构指导、社团基层合作"的工作目标，通过政府购买服务项目和公益创投招标的形式，在专科医护人员的技术指导和专业培训下，引导第三方力量，建立及培育"第三种力量"——精神卫生社工队伍，提供专业化、职业化、社会化的综合服务。

二、实施过程

1. 培育孵化明心精神卫生社工站　上海长宁区明心精神卫生社工站是一家从事精神障碍社区服务的具有独立法人资格的民办非企业组织,业务主管部门为原长宁区卫生计生委,业务指导单位为长宁区社会医疗机构协会和长宁区精神卫生中心。社工站有专兼职社工 8~10 名 / 年,均具有大专以上学历并参加过国家社会工作者专业资质培训和继续教育等相关培训。

2. 服务情况

(1)服务人群:主要为弱监护(即法定监护人体弱多病或年龄超过 70 岁无法完全落实监护责任的)、独居、曾肇事肇祸、易肇事肇祸的严重精神障碍患者及其家庭提供各类服务。

(2)服务路径:由社工站采用签约或委托服务的形式,提供三个路径的综合服务。

1)院内服务层面:工作场所在专科医院内,社工协同医疗机构的医护人员,介入免费服药门诊、应急干预、紧急住院等环节,提供两类服务:①专业服务:病区探访、个案管理、信息核实、应急干预协同等;②便民服务:受理需求信息,就医引导、免费服药及住院的减免申办、区内减免政策咨询等。

2)医院和社区衔接层面:工作场所在专科医院外,社工介入健康宣教、康复指导等环节,提供两类服务:①专业服务:家属宣教和心理支持等;②便民服务:社区医疗、培训、康复等各类资源推介等。

3)社区服务层面:工作场所主要在患者家庭、社区康复机构(阳光心园)、居委会等,社工介入追踪随访、应急处置、家属护理教育、社区康复指导等环节,提供三类服务:①专业服务:阳光学堂、小组服务、职业训练指导等;②公共卫生服务:建档、随访、信息传报、应急协同等,充实现有公共卫生服务;③公益服务:公益倡导、健康宣教等。

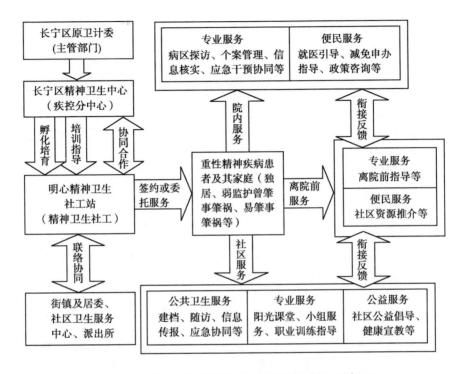

社工介入严重精神障碍服务管理的路径示意图

3. **问题与破解** "两步走"破解资源相对不足和专业性不强两个短板,给了长宁区创新的底气和支持,促使政府主导、专业医疗机构孵化和培育社会组织的工作走得长远和扎实。

第一步,新的事物如何持续得到多方资源的支持。长宁区明心社工站自成立以来最困扰发展的是如何通过孵化和培育,走上自我造血的自主运转和专业发展之路。初期由区卫生行政部门推进实施,下发红头文件,明确机构性质,对建立组织的场地设施、启动资金、人员配置、孵化项目进行全程扶持,明确服务宗旨、目标及机构定位,成立社工工作委员会,在长宁区社团局(隶属于区民政局)正式注册,并在社团局的指导下实现了民非运作。由来自于长宁区精神卫生中心的中高级专业人员提供专科服务指导,由高校、上海市疾控精神卫生分中心提供专业学科指导,由9街1镇提供社区服务实践平台。

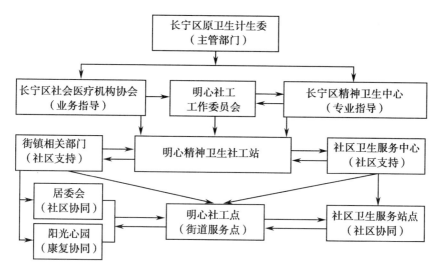

长宁区明心精神卫生社工站工作架构图

首先,在最大程度上争取更多政府层面上的支持,借助精神卫生综合管理试点的契机,由卫生行政部门作为主管部门,取得长宁区综合管理试点领导小组办公室的支持,明确了部门在自主孵化社会组织上的职能定位:原区卫生计生委负责引导和支持社会组织发展、每年提出需求项目,参与专业指导、评估和督导;区民政局提供招标平台、组织开展项目绩效评价;区财政局负责给予经费支持保障和执行评价。

其次,给社会组织多发声和多展示的机会,提高认知度。在领导视察、督导检查和兄弟省市的学习交流过程中,给明心社工站更多的平台和机会发声;在全区多个街镇的日常宣传活动中,给明心社工站更多的机会去做公众宣传和公益倡导。邀请上海市人大代表作为形象代言人,通过编撰明心季刊和年度报告的形式,对服务内容进行公众宣传。

最后,采取"专科医院孵化培育,社会团体自主运作"模式,加强经费保障:①社工站筹办期,由区卫生主管部门推动,区精神卫生中心在前期开办、设备保障、办公场地等方面给予一定支持;②社工站正式成立后,由专科医院提供技术支撑,社工站通过申报政府购买公共服务项目和竞标民政福利彩票公益项目,得到经费支持,介入到严重精神障碍社区服务管理中;③日常运作中,不同于传统的按照人员拨款方式,社工站采用以工作数量和质量为依据的绩效评价,在项目周期内定期接受社团局、民政局工作督导及第三方评估,以此获得分期拨付的项目经费,用以保障日常运作;④与原综治等行政部门对接,参照原综治三条线社工待遇标准,制定明心精防社工人员经费标准。

明心社工站社工津贴待遇情况

基本津贴		每月绩效 (根据考核情况)	其他(项目补贴、过节费、饭贴、交通补贴、高温补贴等)
大专	2 800 元		项目按照贡献 300~500 元 / 月,其他补贴 400~600 元 / 月。
本科	3 000 元	1 000 元	
硕士	3 200 元		

第二步,精神健康社会工作如何持续得到专业发展

"由专业机构给予专业的指导和支持"——原区卫生计生委加强业务指导,区精神卫生中心提供全过程专业支撑,指导明心社工站结合自身特点,主推持续性专业培训、在职进修、业务督导等多领域培训的有机组合,提升专业服务内涵,并将精防社工与区域原综治系统其他社会专业人才队伍同规划、同建设、同发展,提供相关培训和督导机会,明心的专职社工 80% 以上拥有心理咨询师等与精神卫生服务有关的资质证书,100% 接受系统的精神科专业培训,人均培训学时超过 80 小时 / 年,专业内涵不断强化。

三、取得成效

明心精神卫生社工站创办以来,特别是开展综合管理试点以后,服务覆盖面日益拓展,从 2 个街道拓展至全区 9 街 1 镇,整体服务走上持续发展道路。

"明心"相关事迹由文汇报、新闻晚报、上海电视台、人民网等主流媒体相继报道,常有家属或社区来电咨询、主动要求接受服务,社会认同度大幅提升。

"明心"先后多次代表长宁区参加国际、国内以及市级层面社会管理创新研讨和交流,在原中央综治办召开的电视电话会议上作交流发言,并在国家卫生健康委疾控局、中央政法委领导的实地考察中获得高度评价和肯定。三年内累积通过竞标成功获得《长宁区重性精神疾病社区一体化防治社会稳定服务项目》《长宁区精神障碍患者回归社会功能康复服务项目》《长宁区天山路街道精神障碍患者回归社会功能康复服务项目》等政府购买公共卫生服务项目,金额超过 180 万元,孵化的社会组织通过考评,被评选为"4A级"社会组织。在长宁区及其周边地区起到了一定的示范和引领的作用。

案例 53　每个区(市)至少一家,社会组织规范发展
(江苏苏州)

一、背景

苏州市对照试点要求,仔细分析本地精神卫生工作的优势和劣势,发现精神卫生资源分布不均衡、精神卫生服务无法满足患者差异化需求、部门间资源重复和缺位并存等问题;同时《全国精神卫生工

作规划(2015—2020年)》《关于开展全国精神卫生综合管理试点工作的通知》中对社会组织参与精神卫生工作提出了具体要求,所以苏州市精神卫生综合管理试点领导小组决定大力推进社会组织参与精神卫生工作,作为创新社会管理工作的重要内容。转移部分社会服务内容到社会组织,整合基层社会资源、传递精神卫生服务。

二、具体措施

1. 完善政策扶持,提档升级社会精神卫生服务　苏州市经济社会发展水平在全国前列,慈善事业发达,苏州市政府重视社会组织的培育和发展。同时,苏州市精神卫生综合管理试点文件中对各地社会组织参与精神卫生工作提出了具体目标,要求每个区(市)至少有一家社会组织参与精神卫生工作;原苏州市卫生计生委在卫生规划中提出社会组织参与医疗卫生工作的要求,在实施的"531"行动计划等系列卫生改革中,推出心理健康促进项目,其中社区照护项目主要由社会组织承担;苏州市民政局深入推进"政社互动""三社联动",着力探索政府购买服务政策机制,努力提升社工实务能力,加强社会服务引导和转移,开展"公益创投"项目,通过政府购买服务的方式,引导社会组织参与公共服务,试点开始后,公益创投项目向精神卫生领域倾斜,每年都有一定数量的精神卫生公益创投项目实施;残联、妇联以及苏州市各区(市)也借鉴经验,针对相关精神卫生问题开展公益微创投等政府购买服务项目。各地区(市)结合原有工作基础,对现有精神卫生社会工作提档升级,加强引导和扶持。

2. 保障资金投入,引导社会精神卫生服务提供　苏州市主要通过公开招标、特殊项目定向采购等方式购买社会组织公共服务,引导社会组织参与精神卫生工作,同时保障社会组织参与精神卫生工作所需资金。苏州市民政局公益创投项目自 2015 年起,开始提供公益创投招标目录,每年至少保证 2~3 个精神卫生服务项目,每个项目 15 万~30 万元。苏州市福利彩票项目每年保证 60 万元左右投入精神卫生服务。苏州市"531"健康城市行动计划中心理健康促进项目保障平均每年有 25 万元左右购买社工提供公共服务。同时还有残联、妇联以及各区(市)政府等通过购买公共服务的方式,保证精神卫生服务经费的投入。

3. 出台政策文件,规范政府购买项目管理 在大力开展政府购买精神卫生公共服务的同时,各部门也逐步摸索对项目事前、事中、事后的监管,对项目目标的确定、运行资金的监控、项目结果的评估等管理工作逐步完善,先后出台了《市政府关于印发推动政府部分职能向社会转移的工作意见的通知(苏府〔2014〕84 号)》《苏州市政府向社会购买服务成本规制试行办法(苏府〔2014〕177 号)》《苏州市政府向社会购买服务实施细则(试行)(苏府办〔2014〕225 号)》《苏州市政府向社会购买服务预算绩效管理办法(苏财规字〔2015〕2 号)》等文件,对购买社会服务的内容和绩效管理都做了细致的规定,引导精神卫生社会工作规范发展。

4. 加强培训督导,规范社会精神卫生服务内容 苏州市社会组织有一定的实务工作基础,但之前社会组织提供的社会服务多数不够专业,覆盖人群有限,随着政府转移部分公共精神卫生服务需求的增加,社会组织专业能力亟待提升。苏州市民政局通过加大全国社会工作者职业水平考试的组织动员和考前培训力度、启动市级社会工作督导人才培养计划、提供社会工作继续教育,开展学习交流,保障社会工作者的数量和质量。在此基础上,苏州市结合精神卫生综合管理试点的内容和心理健康促进项目的要求,积极开展精神卫生社会工作者培训,借鉴社区医生增加执业范围培训的经验,对精神卫生社工开展精神卫生基础知识、严重精神障碍管理治疗项目、社区精神康复等专业知识的培训。结合"以奖代补"工作,建立社区精神卫生服务团队,为"以奖代补"对象的整个家庭提供个案管理服务,团队中包括社会工作者、社区医生、社区工作人员、社区警察以及心理咨询师等,其中社会工作者作为个案管理经理,搭建沟通桥梁,整合各方资源,传递社会服务,推动团队不仅为精神障碍患者提供精神康复服务,还对整个家庭提供心理咨询、社会支持、社会福利等方面的支持,促进患者和家庭融入社会。

三、工作成效

苏州市社会组织参与精神卫生工作的内容逐渐规范、领域逐步扩大,社会组织提供的精神卫生服务日益专业和成熟,江苏省其他地市也借鉴此方式积极开展精神卫生服务。常熟市妇联 2016 年即开始提供孤独症儿童家庭干预服务,通过社会组织开展了 7 个面向孤独症及部分心智障碍家庭的服务项目,服务了 236 个家庭,通过心理支持、社会融入活动,促进儿童与社会成员的互动,推动心智障碍儿童的治疗恢复,与此同时开展了社区心理健康宣传,推动社区群众了解心理问题;昆山市骥德心理研究中心通过成立社会组织,参与投标政府购买服务项目,向孤独症、发育迟滞儿童、大龄智力和精神残疾人提供心理咨询、康复辅导、心理援助等服务,同时对社会弱势群体、家长学校与亲子教育、企业 EAP 等提供心理健康援助;吴江区"蜗牛之家",2012 年 5 月开始关注吴江区特殊学校的特殊学生,为适龄且有一定就业能力的智障学生提供就业前的培训指导,2015 年 11 月成立吴江区蜗牛智障人群服务社,不仅为特殊学生提供服务,也对社会弱势群体进行帮扶及救助。

第三节　购买服务，任务明确

案例 54　全流程跟进评估，探索政府购买模式
（上海嘉定）

一、背景

近年来，随着政府购买服务发展社会公共事业的不断推进，多元主体间合作的模式也日渐成为当代公共服务的重要机制。2015年，嘉定区登记在册的 5A 级社会组织 7 家，4A 级社会组织 22 家，均未提供专业的精神卫生服务。与社会组织协作，发挥社会组织活化社会资源、补充升级专业服务的功能，为社会公众提供综合性、多元化的精神健康服务也成为精神卫生工作的绩优选择。

二、工作举措

2015年，嘉定区借全国精神卫生综合管理试点工作契机，通过社会组织委派专业社工至精神卫生中心提供服务的形式，首次与社会组织合作，开启了社会组织介入精神卫生服务的新型工作模式。在三年的政府购买社会组织服务、精神卫生工作项目化运作的过程中，嘉定区逐步形成了一套相对完善的工作思路和方法。

1. **项目筛选**　结合每年重点工作任务，优先考虑和安排精神卫生管理服务领域亟须突破、提升和建设的项目，并针对性开展需求调研和咨询论证，确定购买服务的方向、内容和运作机制。

2. **流程管控**　严格执行《上海市政府采购集中采购目录和采购限额标准》购买社会组织服务项目,依照规范、合理的程序和严格的时间节点有序组织实施。各个环节公开透明并接受社会大众广泛监督。

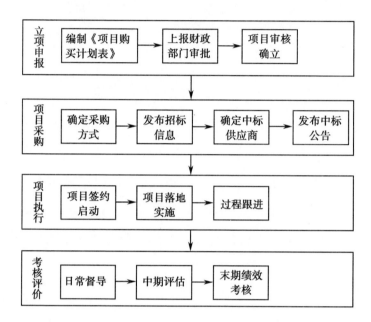

3. **跟进协调**　与 NGO 签订合作协议后的首要工作,就是如何将项目顺利地引入社区,让服务扎扎实实地落地生根。由于许多社会组织对嘉定本土情况缺乏深入的了解,包括辖区政策资源、人力资源架构、各街镇精神卫生工作服务现状等,再加上精神卫生相对于其他领域来说,具有较强的特殊性和社会敏感性,所以专业的服务经验显得尤为重要。因此,在这个新型服务主体介入精神卫生的过程中,购买方要切实发挥导向作用,带领承接方尽快把握和适应。在此有3点经验分享。

(1)协同招募试点街镇,促进项目落地。在项目正式实施前,精卫中心作为主要项目购买方和对接人,联同项目承接方,根据实际需求共同筛选项目落地的具体街镇和社区,并联合街镇分管领导、社区卫生服务中心分管主任及精防医生,召开项目落地座谈会,商讨、剖析项目执行的细节,以此为契机,了解区情政策、梳理项目开展思路,协调各方职责,保证双方资源的最大融合,为日后项目的顺利开展做好充分准备。

例如:2017 年,《嘉定区老年人知晓率调查项目》实施前期,在三方座谈会过程上,社区工作人员提到调查对象为本地老年人群,要防范调查过程中的沟通应答障碍,因为部分老年人听不懂普通话,也只能用方言进行问答。所以承接的社会组织在组织阶段,积极吸纳社区工作人员作为调查员,并抽调本土大学生志愿者参与现场调查,确保了后期项目的顺利执行。

(2)医社协力出谋划策,化解执行难题。在项目准备阶段,由于服务群体对"陌生"组织的不了解、不信任及沟通不顺畅,容易造成诸如服务对象招募难、社区志愿服务力量动员难等问题。精神卫生专业服务人员协助社会组织深入社区及家庭,做项目宣传推介和资源动员的工作,以取得落地社区服务对象及居民的信任,以便之后的服务输送更加精准和顺畅。

(3)完善沟通协调机制,畅通项目运行。项目实施过程中,在不影响专业人员一线正常工作的情况下,通过建立微信工作群、确定联络员、按月发布活动讯息、及时沟通交流项目进程等方式建立畅通、有序的精神科专业资源协调利用机制,并适时与精神科专业医护人员或者具有丰富基层服务经验的社区精神卫生防治人员等专业力量沟通取经,获取诸如提升服务对象黏性、顺畅活动流程等的经验,挖掘医社双方服务潜力,也确保社会组织能及时、有效地为社会公众提供精神卫生服务。

例如:2016 年,在《精神障碍患者同伴支持》项目初期,社区精神障碍患者招募困难,符合条件的入组患者拒绝接受服务,声称不愿意

"抛头露面";精防人员和村居委工作人员协同走访患者家庭,做大量动员鼓励工作,并为患者和家属分析利弊、承诺保障隐私和安全等,最终说服患者走出家门,参与服务。

4. 绩效评价　通过招投标方式引入第三方机构对项目进行绩效评估,根据《社会组织服务项目财务管理制度和绩效评估制度》《嘉定区政府购买服务项目评估指标》等系列评价体系标准,对服务项目绩效目标的实现程度、资金使用效益、服务质量、公众满意度、透明程度以及专业水平等进行全面评估,评价结果向社会公布,并作为费用结算、以后年度编制项目预算和选择政府购买服务承接主体的重要依据。

例如:常态化落实月度跟进、季度督导、专家指导、中期评估和终期考核,督促和引导社会组织完成项目既定目标任务。要求社会组织按月提交项目执行进度表和项目推行困难说明,以便购买方及时了解项目进展,协助处理"疑难杂症"。对于既定目标未能完成的工作,须提交一份书面说明以及调整计划,并在后续实施过程中着力弥补。

三、成效

通过三年间医社双方的共同探索实践,不仅打造出具有嘉定特色的"一镇一品"精神康复内涵建设,使精神障碍患者社区融入、个案管理、职业康复等工作初露峥嵘,强固社区精神障碍患者家庭 - 社区 - 社会支持网络;也逐渐催生孵化出一些特色品牌项目,如"企明心""爱 + 家""心力量""嘉倍友爱"等,有效推动了精神卫生服务供给方式的创新,为社会公众提供专业、可及的心理增能支持服务,有效拓宽服务的思路和内涵。

嘉定区 2016—2018 年政府购买社会组织服务情况

年度	合作模式	签约社会组织数量	项目数量	项目总金额/万元	项目内容	招投标形式
2016	委托服务	2	4	76	医务社工服务、弱监护精神障碍患者服务、同伴支持、社区支持网络搭建	医院内部招标
2017	政府购买服务	14	8	250	医务社工服务、精神障碍社区康复、心理健康宣教、心理援助热线、项目督导与绩效考核、知晓率调查、精神卫生服务提供者关怀行动	医院内部招标
2018	政府购买服务	6	6	220	医务社工服务、精神障碍社区康复、心理健康宣教、心理援助热线、项目督导与绩效考核	区政府招采平台招标和委托第三方代理招标

案例 55　岗位与项目，双购买形式
（重庆渝中、沙坪坝）

一、实施背景

重庆市社工组织发达，2010 年开始在重庆市精神病院开展专业社会工作服务，2012 年进入社区，依托社区居委会的平台，在部分社

区相继开展社区精神卫生社会工作服务。如何引入社工队伍提供持续、更专业的精神卫生服务是面临的主要问题。重庆市借助综合试点的机遇,在渝中区和沙坪坝区采用岗位购买和项目购买的形式共同推进精神卫生社会工作发展,创新性的探索了以患者为中心、社区为平台、医院为支撑、政府为保障、社工为纽带的社区精神障碍患者关护服务模式。

二、具体实施

1. **院内服务** 截至 2017 年,重庆市有三家精神病院由社工提供院内康复服务,一是渝中区精神卫生中心通过项目购买的方式引进重庆市渝中区乐至社会工作服务中心开展院内康复服务;二是重庆市精神病院(重庆市优抚医院)设立社工科,安排 3 个专职社工岗位开展院内康复服务;三是重庆市渝西医院通过项目购买的方式引进社会工作者针对在社区康复的精神障碍患者开展服药管理和技能训练的康复服务。

2. **社区服务** 重庆市渝中区由市区两级民政共同出资,在每个社区设立了 2 名专职社工岗位,由区民政局招考社会工作及相关专业或持有国家社会工作师资格证书的人员,待遇与居委会工作人员相同,平均工资 3 300 元 / 月,主要负责精神障碍患者登记和咨询服务。沙坪坝区由市区两级民政和区卫生计生委出资购买社会工作服务项目,由社工为精神障碍患者提供个案管理服务。社工参与街道层面的综合管理试点工作,参加基层定期联合例会。渝中区每月开一次联合会议,由渝中区精神卫生中心精神科医生、社区卫生服务中心精防医生、街道社建科工作人员、社工参加。沙坪坝区每季度开一次联合会议,由街道社建科工作人员、网格员、民警、基层精防医生、居委会工作人员、社工参加。

除了为精神障碍患者服务外,重庆市的社工站基本上都是建在社区,离社区便民服务中心很近,社区居委会可以将有心理问题的居民介绍到社工站来进行咨询和服务。2015 年,冬青社会工作服务中心在沙坪坝区新桥街道成立了一个心理危机干预服务中心,整个街道辖区的所有社区居委会都把有心理需求的居民转介到这里来接受心理咨询和社工服务。

三、工作成效

1. 社会组织深度融入　在社区联合例会上沟通辖区内精神障碍患者的康复情况,一方面,加深了各部门对社工的了解,几年的试点工作中各部门对社会组织的认识有明显的改变,从最开始认为社工做不了什么,甚至排斥社工介入精神障碍患者服务,到现在感到社工的介入很有帮助,希望社工能和部门的工作更多的结合,更好地推动工作的发展,使社工服务在试点地区得以延续,有事儿能想起来社工,会主动联系社工协同筛查、随访工作。另一方面,社工可以了解各个部门的工作,得到有效的信息和政策,站在自身角度思考如何将工作融合,不仅在医院和社区之间搭建了绿色通道,为患者链接更多的资源,使他们能得到政策、医疗以及社会资源等各方面的救助,提供给患者更需要的帮助,还让患者及家庭有更多的获得感。

2. 多方认可购买加速　2010—2016 年期间,社区精神卫生社会工作服务项目主要通过市级民政局、区精卫中心等单位直接购买或委托服务的方式开展。自 2017 年以后,民政、残联、精卫中心等部门主要通过招投标等形式购买社工服务。经费来源主要有卫生计生委、民政、残联提供支持,其中沙坪坝区的购买主体为综合管理试点小组成员单位,即沙坪坝区卫生计生委、民政局、残联。政府在扶植社会组织服务过程中,主要通过政府购买服务支持机构发展,同时在房屋、硬件设施等方面也无偿或低偿提供办公和服务场所保障。

试点工作推动了行业发展,2015年7月,重庆市民政局、原市卫生计生委联合立项《社区精神卫生社会工作服务标准》,2017年5月作为国家标准委第四批社会管理和公共服务综合标准化试点单位,2018年6月被民政部立项制定全国社区精神卫生社会工作服务的行业标准。

重庆市渝中区、沙坪坝区2015—2017年社工服务立项情况

项目名称	时间	经费/万元	来源部门	主要内容	社工人力投入
社区精神卫生社会工作服务品牌项目	2015.1—12	25	市民政局	为渝中、沙坪坝、南岸158名患者提供心理辅导、危机干预、社会支持服务,编订《社区资源支持手册》	6名
重庆市冬青社会工作服务中心精神卫生社会工作服务项目	2015.7—2016.6	15	市民政局	为大溪沟151名患者提供健康教育、情感支持、政策宣传与讲解,搭建网络管理平台,增加患者间互动交流	2名
社区精神卫生社会工作服务项目	2016.1—12	9.8	市民政局	运用个案管理对大溪沟50名患者进行动态跟进和困难帮扶服务,促进其适应家庭和社区生活;与多部门配合,共同完善精神障碍康复服务体系,探索"全科"+"专科"的社会工作服务模式	2名

续表

项目名称	时间	经费/万元	来源部门	主要内容	社工人力投入
社区精神卫生社会工作个案管理项目	2016.1—2018.3	100	市民政局	为新桥、大溪沟169名患者家庭,提供基本生活能力、社会交往能力和职业康复训练。申请了《社区精神卫生社会工作服务规范》地方标准立项	4名
2016年精神卫生社会工作服务项目	2016.3.1—2017.2.28	10	渝中区民政局	该项目为41名精神障碍患者提供心理服务、疾病管理、社区教育、社会融入等服务	2名
渝中区朝天门街道白象街社区:精神卫生社区关怀社会工作服务项目	2016.8—2017.8	15	市民政局	为白象街31名患者提供了电话关怀、心理疏导、资源链接、医疗支持、社会救助、社区参与等服务,增强了患者健康意识,改善了精神状态,扩大社会支持	2名
渝中区大溪沟街道双钢路社区:精神障碍患者生活自理能力建设精神卫生社会工作服务项目	2016.8—2017.8	15	市民政局	为双钢路40名患者及家属提供心理疏导、基本生活技能培养、人际交往技能提升服务。促使患者具备基本的自我照料能力,缓解了家属照料压力;培养了患者人际交往能力,使他们能够正常参与社会生活	2名

续表

项目名称	时间	经费/万元	来源部门	主要内容	社工人力投入
沙坪坝区新桥街道新桥社区:社区照顾主导下的精神卫生社会工作服务项目	2016.8—2017.8	15	市民政局	为46名精神障碍患者提供社区照顾主导下的精神卫生社会工作服务,患者们求助意识得到提升,传统被助身份逐步改变,社会网络支持得以增强	2名
沙坪坝区双碑街道勤居村社区:社区参与精神卫生社会工作服务项目	2016.11—2017.10		沙坪坝区原卫生计生委、沙坪坝区残联、沙坪坝区民政局	为49名精神障碍患者提供手工制作、外出体验等服务,形成了每周一次衍纸手工的常规服务,为患者提供了长期社区参与平台;培养了患者的主动参与意识,提升了社区参与能力;探索了多方协同管理、社会组织开展服务的社区康复模式	2名
渝中区大溪沟街道华福巷社区:社会融合精神卫生社会工作服务项目	2017.1—12	10	渝中区民政局	为36名患者提供了日常生活和休闲生活的参观体验,搭建患者聚会平台,加深了患者对社区的认识,增加了其对社区资源的了解和使用,促进了精神障碍患者之间的互融	2名

项目名称	时间	经费/万元	来源部门	主要内容	社工人力投入
"和美家庭"18至65岁精神障碍患者职业康复社会工作服务项目	2017.9—2020.8	120	市民政局	为50名患者提供职业康复计划、职前训练等服务,成立一个日间照料中心,实施过渡性就业,改善就业现状。目前项目正在持续进行	6名
18~60岁二至四级精神障碍患者身体素质提升项目	2017.2.22—2018221	16.59	市残联	为25名精神障碍患者制定个人健康规划,设计早操班、登山、瑜伽、日常锻炼等活动,协助患者树立健康管理观念	2名
沙坪坝区渝碚路街道:精神障碍患者职业康复社会工作服务项目	2017.7—2018.6	19	沙坪坝区原卫生计生委、沙坪坝区残联、沙坪坝区民政局	为30名患者提供烹饪、手工、社交礼仪等职前训练服务,开发了清洁岗位,打造出"类工作化"环境,培养了患者主动意识和工作意识	2名
沙坪坝区曾家镇精神障碍患者社区:参与意识提升社会工作服务项目	2017.9—2018.8	17.4	沙坪坝区原卫生计生委、沙坪坝区残联、沙坪坝区民政局	为40名患者提供社会交往、外出体验等服务,增加了精神障碍患者对社区资源的认识和利用,增强了主动参与社区生活的意识	2名

续表

项目名称	时间	经费／万元	来源部门	主要内容	社工人力投入
沙坪坝区双碑街道勤居村社区：精神障碍患者能力提升社会工作服务项目	2017.9—2018.8	20	沙坪坝区原卫生计生委、沙坪坝区残联、沙坪坝区民政局	为56名患者提供家庭探访、厨艺和家务能力培训,促进了精神障碍患者自理能力的提升	2名

重庆市沙坪坝区社工站情况

社工站名称	社工配备／人	服务精神障碍患者数量／人	场地属性	房屋面积／米^2	硬件设施
渝中区华福巷社工站	2	70	低偿租赁	68	社会组织配备办公和服务设施
渝中区白象街社工站	2	35	低偿租赁	60	街道配备基础办公和服务设施
沙坪坝区新桥社工站	4	80	低偿租赁	100	街道配备办公和服务设施
沙坪坝区双碑社工站	2	52	无偿提供	200	原区卫生计生、残联、民政配备基础办公和服务设施
沙坪坝区渝碚路社工站	2	40	无偿提供	200	原区卫生计生、残联、民政配备基础办公和服务设施

社工站名称	社工配备/人	服务精神障碍患者数量/人	场地属性	房屋面积/米²	硬件设施
沙坪坝区曾家社工站	2	40	无偿提供	160	原区卫生计生、残联、民政配备基础办公和服务设施

第四节 定岗培养,稳定队伍

案例 56 专项培训,确保每个社区都有一名社工
(北京朝阳)

一、背景及思路

朝阳区面积 470.8 平方公里,43 个街乡,610 个社区。2018 年底常住人口为 360.5 万人,在册严重精神障碍患者 13 787 人。社区精防人员数量不足,为患者提供康复、家庭支持和社会融入方面力不从心,且缺乏专业性。社工的介入恰能很好地填补这个空缺,为精神障碍患者提供全方位的服务。

2011 年起,朝阳区连续与北京大学合作,开展社会工作专业研究生实习工作,他们的参与为精防工作注入新的活力,但实习人员只是阶段性短暂参与,无法提供更多的持续服务,必须通过多种途径稳定社工队伍。

二、具体做法及成果

（一）购买社工岗位服务，探索社工规范化培养和管理

1. **顶层设计**　2016 年起，朝阳区基于精神卫生社工来源不足、经费不足、经验不足的现状，投入专项资金，连续 2 年通过公开招募购买 2 家社工组织 10 名社会工作者，开展岗位（定点岗 5 个、片区岗 4 个，医务岗 1 个）社工服务，不断探索精神卫生专业社工的培养、管理及社工参与精神卫生服务的模式。对社工工作要求进行了规定，包括岗位设置和岗位职责说明、考勤要求、例会制度、工作周报制度，并为社工提供专业的督导、评价和培训等。

2. **明确岗位**　定点社工安排在 5 个社区卫生服务中心，探索社工参与的精神健康服务团队模式，目标为 50 名严重精神障碍患者提供除医疗以外的社工服务。片区社工是为了节约资源，按照管理分成四个片区配备，参与个案管理和政策宣讲工作，收集、协调社区可利用资源为精神障碍患者提供服务。院内社工安排在精神专科医院，参与主动式社区服务工作、部分特殊患者的社会资源链接等服务。此外，社工可介入到患者随访、应急处置、家属护理教育及社区康复指导等环节，提供精神卫生政策讲解、小组服务、职业训练指导等专业服务，社区公益倡导、健康宣教等公益服务。

3. **社工管理**　社工管理分为日常组织管理和专业服务管理两部分，明确精神卫生社工工作要求，严格执行。日常组织管理包括两方面：一是通过文字材料，包括工作考勤表、每日工作日志、活动记录、专业服务报告（个案、小组、应急处置、随访评估等）、月工作总结和计划等，对日常工作进行监督管理；二是双周社工例会，通过工作汇报、团体督导、座谈分享、情景模拟演练、知识讲解、答疑解惑等，进一步反馈工作

情况,明确工作职责、疏导工作中的负面情绪、提升社会工作能力。专业服务管理依据不同岗位的职责对相关服务的数量和产出做了相关要求。

4. **督导培训**　通过定期督导、专业培训、工作坊等方式完成。邀请北大社会学系社工专业的老师定期督导培训,包括社工专业知识、技能、理念以及精神卫生专业社工工作内容,具体督导内容依据不同社工岗位的职责要求来展开。督导形式以现场督导和小组座谈为主。现场督导需要到社工的工作地点,如社区、街乡等,实地了解社工参与个案管理和同伴支持等情况;小组座谈是在双周例会上对社工工作进行指导。每年举办社工相关专业培训,内容包括:心理卫生服务、特色服务项目介绍、社工服务岗位职责及内容、社区精神疾病风险评估及应急演练、精神病学、社区精神卫生服务、严重精神障碍患者个案管理、精神卫生救治救助政策、法律与精神健康等。

5. **遇到的困难**　主要是社工难以融入已有的精神卫生服务团队,以及人员的不稳定性。社工的精神卫生专业知识和技能、经验和能力不足,难以运用社会工作的知识理论看待、分析和介入精神疾病患者的需求和问题,难以在目前尚不完整的社会工作服务体系中突破实际工作中的障碍和限制、更好地嵌入原有精神卫生服务体系。社工常反馈缺乏归属感,开展活动和经费受限,多是在配合精防医生工作,非常被动,开展工作的积极主动性受挫等。购买服务的社工工资低,工作中常面临压力、迷茫、挫折和孤独。社工机构在选拔、约束和退出机制、督导支持、人员管理等方面尚不完善。项目实施以来,仅2个社工岗位未换人(其中一名为现有社区聘用人员),社工工作交接频繁,专业性培训和管理困难,对工作效果产生了非常不利的影响。

（二）转变思路，由输血变造血，让每个社区都有精神卫生社会工作者

1. **解决思路**　在前期工作基础和充分调研的基础上，调整社工队伍的培养和使用的思路。一是鼓励有条件的街乡、医疗机构聘用社工或者购买社工组织服务开展精神卫生工作；二是针对有资质的社会组织和社区现有社会工作者，开展精神卫生社工系列培训、讲座和经验交流，吸引更多的社工和社会组织了解精神卫生工作，为每个社区培养一名精神卫生社工；三是少量购买专业服务，对社区的社工进行管理和支持，提供相应的服务。

2. **培养基础**　在购买社工服务的探索中，为进一步培养精神卫生社会工作者奠定了坚实的基础：一是成型的师资队伍和专业课程，即指导、质控、督导、考核标准；二是可借鉴的社工参与精神卫生工作方式，即社工秉承专业理念和追求的目标，从配合精防医生的工作着手，结合个人素质和能力开展社工专业服务；三是固定了一系列社工参与精神卫生工作的内容，如个案管理、小组活动、职业指导、政策宣讲、健康宣教、个体服务计划评估；四是积累了社工管理方法，包括片区化管理、例会制度、团体督导、座谈分享、工作汇报、情景模拟演练、知识讲解、答疑解惑等。

3. **培养优势**　为每个社区培养一名精神卫生社会工作者的做法，可弥补购买社工服务的诸多不足之处。一是精神卫生社工资源极度匮乏；二是从社区现有社工培养，有利于保持人员队伍的稳定；三是现有社区人员更容易建立与医院、社区、居民、家属等各方的关系，更容易融入解决人员接纳问题；四是街乡有购买服务、人员及精神卫生工作专项经费，解决了财政经费不足和管理的问题。

4. **培养要求**　下发文件明确要求，"各街乡应建立精神卫生专业社会工作者队伍,每个社区应有 1 名专业社会工作者参与精神卫生工作","应从辖区内各社区现有社工队伍中指定一名思想觉悟高、沟通能力好、责任心强的人员参与精神卫生工作,并从中选出 2 名专业社会工作者作为骨干"参加系统培训,为考试合格者颁发培训证书,将社工参与精神卫生工作纳入政法部门对街乡的年终考核。

三、成效

2017 年以来共培训 284 名社工,配合精防医务人员进行严重精神障碍患者的随访管理、健康宣教、政策讲解,参与街乡高风险不稳定患者个案管理,提供家庭支持和参与康复工作,个别街乡的个案管理工作已由社区社工主导开展。部分有条件的街乡通过购买服务的方式为精神障碍患者提供精神卫生康复、心理卫生服务,进一步带动本地区精神卫生工作。朝阳区第三医院、东风社区卫生服务中心等单位自筹经费聘用专业社工开展院内、社区精神卫生工作,医务社工逐渐成为医疗机构的工作岗位之一。朝阳区在不断探索社工队伍培养和使用的过程中,通过解决问题、克服困境、转变思路不断规范社工管理、加强社工培养和团队建设,社工参与精神卫生工作的服务模式逐渐形成。

案例 57　解决社工的待遇问题,留住人才
(广东深圳)

一、实施背景

2007 年,深圳市政府出台了加强社会工作人才队伍建设推进社会工作发展的意见"1+7"文件,拉开了深圳专业社会工作发展的序

幕。2008 年，深圳率先进行政府购买社工服务试点。2010 年，深圳引入首批精神卫生专职社工 3 人，到 2014 年底，全市精神卫生专职社工有 34 名。

2015 年，深圳启动精神卫生综合管理试点，面临着精神卫生人力资源严重不足的问题，尤其精神科医师仅 100 余名(0.9 名 /10 万人)，基层精防医生几乎全是兼职。借鉴发达国家和地区社工服务成熟经验，结合深圳本地社工发展现状，深圳市提出引入和培育精神卫生专职社工参与精神卫生工作，有效缓解了精神卫生人力资源紧缺现状。

二、工作举措

(一) 加快社工队伍引入

2015 年 7 月，深圳市原卫生计生、原综治、公安、民政、人社、残联六部门联合印发《深圳市精神卫生综合管理试点工作方案的通知》(深卫计发〔2015〕58 号)，第一次提出要通过政府购买服务方式，引入和培养精神卫生社工参与精神卫生服务。2016 年 12 月 14 日，市精神卫生工作联席会议决议由市民政局牵头，研究制定优先发展精神卫生社工计划，先从现有社工队伍中调整 100 名社工参与精神卫生工作，逐年增加精神卫生社工数量。2017 年 7 月 27 日，市精神卫生工作联席会议要求，全市按照每服务 50 名患者配置 1 名专职精神卫生社工，由市民政和原市卫生计生委等部门落实，2019 年底前全市专职精神卫生社工达 800 人。截至 2018 年 10 月 31 日，深圳市专职精神卫生社工共配置 529 人，较试点前增长 14.6 倍(试点前 34 人)，其中市精神卫生中心配置 31 人，区级精防机构配置 88 人，街道、社区配置 410 人。此外，残联部门康复机构配置兼职精神卫生社工 116 人。

(二) 明确社工职责分工

依托深圳"市精神卫生中心 - 区精防机构 - 社区健康服务中心"

三级防治服务体系和网络,精神卫生社工主要参与医院-社区一体化链接服务,为社区患者提供个案管理服务。

一是市精神卫生中心社工,主要负责患者新发报病登记、信息审核、出院信息下转;高风险患者的接诊住院协调联络;住院患者心理疏导、康复技能训练和家属健康教育宣传;出院患者服务告知和资源链接等。试点以来,社工协助完成患者新发病例报告登记 2.09 万人,下转出院患者信息 13 780 人次,开展出院患者社区服务告知 1.68 万人次,协助审核高风险患者信息 4 366 人次。

二是区精防机构、街道及社区社工,主要为患者提供登记建档、社区访视、转诊转介、资源链接等个案管理服务。试点以来,社工开展患者面访 18 000 余人次,开展个案管理 2 000 余人。

三是残联部门兼职精神卫生社工,主要分布在街道职业康复中心及家属资源中心、中途宿舍、日间照料中心、庇护工厂等精神康复机构,为患者及其家属提供康复训练、心理咨询、就业指导等服务。

（三）加强社工队伍培育

为了提升社工专业内涵,更好地为患者提供服务,按照市联席会议要求,由卫生部门牵头组织开展多层级社工技能培训。

一是岗前培训。遵照《引入社会工作者加强基层严重精神障碍患者服务管理工作的意见》要求,卫生部门制定专职精神卫生社工培训方案,为新上岗社工提供 16 天的全日制岗前培训,其中 8 天理论授课,培训内容包括精神疾病基础知识、精神卫生服务体系与法律法规等;4 天精神专科医院临床病区见习,了解精神科工作特点及管理模式、熟悉患者出入院流程及服务告知等;4 天社区实践实操,内容包括熟悉社区服务流程及各类保障政策,协助患者及家属获得救助。2018 年共举办 6 期社工岗前培训班,培训学员 375 人。

二是深度培训。2016 年 7 月,卫生、民政部门联合印发《深圳市精神卫生社工培育方案》,提出引入发达国家的社工服务理念,深入培育精神卫生社工。近年来,深圳与美国纽约大学社工学院、加拿大多伦多大学西奈山医院、香港心理卫生协会等合作,引进资深社工师资团队培训、授课和指导。试点以来共举办社工培训 8 场,累计培训学员 940 人次。

(四)规范社工管理考核

深圳社工购买主体主要为市、区民政局,市、区精防机构和街道办事处,精神卫生社工来自于 19 家社工机构。为进一步规范社工管理考核,2017 年 11 月,卫生、民政、原综治、财政等部门联合印发《引入社会工作者加强基层严重精神障碍患者服务管理工作的意见》(深卫计公卫〔2017〕88 号),由卫生部门负责组织制定全市社工需求规划,组织技能培训;民政部门负责培育指导作为承接主体的社会服务组织,会同相关部门组织社会工作考核,牵头建立社工薪酬动态增长机制,稳定社工队伍;财政部门负责做好购买社工和社工培训经费保障;原综治部门负责将社工配置、培训、使用、管理纳入年度原综治工作考核。

三、工作成效

(一)建立了全国最大规模精神卫生社工队伍

深圳市卫生、民政、财政等部门联合出台政策,从社工队伍组建、培训、管理、督导、考核等方面进行全方位全程化培育。从 2010 年起步,到 2015 年加速,借助创建国家精神卫生综合管理试点的东风,社工队伍快速扩张,2018 年到岗 529 人,预计 2019 年底将达到 800 人。

(二)实现了社区精神卫生服务人员专职化

精神卫生专职社会工作者的诞生,有效弥补了精神卫生专业人员服务短板。精神卫生社工下沉到街道各个社区,与患者及家属建立良好的联系和沟通,及时掌握患者动态变化,减少患者漏管、失访。

（三）提升了精神障碍患者个案管理服务质量

社工是社区多学科服务团队的核心成员,也是社区关爱帮扶小组的纽带,使社区精神卫生服务面貌焕然一新。社工担任个案管理员,进一步畅通双向转诊渠道和逐步实现医院－社区无缝链接,为严重精神障碍患者提供家庭随访、社会功能评估、康复指导、复诊联络、贫困救助等全方位服务,尽可能满足患者及家属需求,缓解家庭负担及精神压力,促进患者回归社区,获得患者和家属的好评。

附:深圳市精神卫生社工服务实践与探索推进时间节点

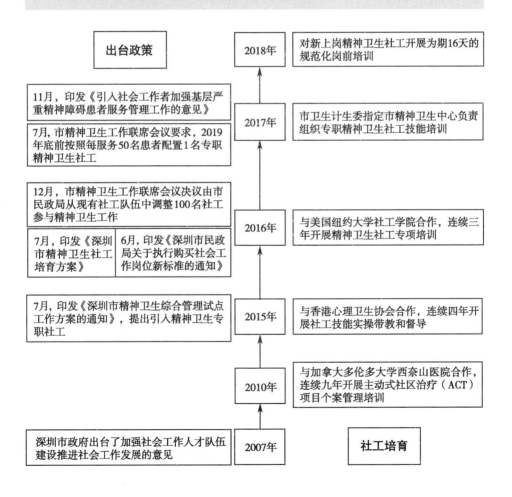

第五节　专业优势，服务多样

案例 58　知识科普、政策宣传、资源链接、康复训练，样样精
（重庆渝中、沙坪坝）

一、工作背景

许多精神障碍患者和家庭都面临经济、情感、就业、人际关系和社会融入等困难，社会对精神疾病的认知程度、对患者的接纳程度都亟待提高。2015 年以前，重庆市社工主要是针对有残疾证的精神障碍患者提供心理辅导、生活帮扶等服务，借助综合试点的契机，在实践中不断探索社工这支队伍如何提供更专业化、规范化、全面化的服务。

二、具体实施

1. **健康科普**　社工与社区卫生服务中心合作，采取"请进来、走出去"的方式深入开展健康教育和科普宣传活动。面向患者和家属，请进精神专科医生，普及精神疾病、精神类药物、康复护理等知识，增加患者及家属对精神疾病的认知，减少疾病焦虑；面对社区居民，社工走出去，利用全国助残日、世界精神卫生日、国际残疾人日等进行街头宣传，提升社会大众的心理健康水平，通过不定期的社区宣传，普及精神卫生知识，消除对精神疾病群体的歧视现象，倡导热心相助，关爱精神疾病患者。

2. **政策宣传**　经过广泛收集和精心整理，编写《社区资源支持手册》，配合社区居委会上门入户一对一讲解患者和家属关心的政策

信息,同时协助行动不便、有困难的患者家庭办理低保、特病、医保等证件。

3. **资源链接** 对贫困精神障碍患者家庭,社工陪同患者向重庆慈善总会寻求救助,协助患者面向网络平台求助。对住院的贫困患者,与医院沟通,在条件范围内对患者的住院费用予以资助。同时,协助患者参加残联组织的招聘会,增加就业渠道和途径,为患者提供法律援助,保障患者权益。

4. **康复训练** 社工利用日间照料中心,开展体能训练、烹饪、收纳、乘车等训练,培养患者的基本生活能力,协助精防医护人员进行疾病自我管理,服药训练等,开展人际交往、手工等训练服务,培养患者的时间意识、工作能力,促进患者就业。建立互助小组,让康复者互相学习、交流,挖掘患者潜能。

三、成效

经过社工多样化的服务,精神障碍患者更了解自己的疾病,增加了患者疾病自我管理、自我照顾的能力,促进精神障碍患者及早回归社会生活,减轻家庭的经济和照料负担,对缓解患者及其家属焦虑、抑郁等负性情绪和提升自信等有良好效果。通过链接医疗、民政、残联、社区等多方资源,依靠联动性促进了资源共享和政策统筹落实,提高社会资源的有效利用率,促使各方资源迅速进入社工服务各个环节,是提高精神卫生服务质量的有力保障。社会大众更加了解精神疾病患者群体,周围邻居、社区居民的接纳度更高。

第六节　志愿服务，实力补充

案例59　实施绿丝带工程，发展志愿者服务
（河北石家庄）

一、实施背景

石家庄在管的严重精神障碍患者有近 4 万人，主要面临的问题：一是精神卫生专业人员太少，精神科医师数为每 10 万人口 2.49 名，基层精防工作需求量太大，供需矛盾突出；二是社会组织参与度仍有待提高，能为精神障碍患者提供帮助的组织或能接纳精神障碍患者的单位太少；三是社会的精神卫生知识知晓率仍有待提高。

真实案例：2016 年 10 月 1 日，精神障碍患者 A 与母亲在公交站走散，母亲寻找未果后报警，第二天 A 由上新街派出所送回家中。回到家后，A 右脚掌大面积皮肤磨伤，精神疾病复发，表现为睡眠紊乱、思维混乱、胡言乱语、不吃饭、拒服药。母亲患有心脏病，父亲因病几乎无法走路，二老每天都要服药，药费支出大，经济困难。母亲同时照顾丈夫和孩子十分吃力，打算将 A 送到精神病院进行治疗，但 A 有手抖症状，不能自己吃饭，生活无法自理。绿丝带志愿者紧急与居委会沟通，协助将 A 送到综合医院治疗脚伤感染，基于 A 情况特殊，医生不同意住院，只能先开药，观察情况，绿丝带志愿者对 A 的脚伤情况和照料问题进行跟进。12 日，A 脚伤愈发严重，有化脓现象。绿丝带志愿者链接社区居委会工作人员使用轮椅，将 A 再次送到综合医院治疗，与院方深入沟通，医院同意收入院但要求有 24 小时陪护。绿丝带志愿者协助办理了缴费、输液等手续，链接护工资源进行看护，并疏导患者情绪。在 A 住院前，其父母指责、埋怨 A

由于精神疾病带给家庭的痛苦,如"你真是害人不浅"等。绿丝带志愿者一方面安抚 A 父母几十年照顾 A 的心酸,另一方面表示良好的家庭关系、理解和关心 A 的病情也会有助于 A 配合治疗和吃饭,保持病情的稳定性,减轻他们的照护和经济负担。24 日,A 脚伤痊愈出院。

2016 年 3 月,石家庄市精神卫生中心牵头正式成立了石家庄市绿丝带志愿服务队,成立了日常管理办公室,制订了章程(见附件)、工作制度、明确了职责分工,有队旗、队服,为开展精神卫生志愿服务提供组织保障和强大专业队伍支撑。志愿者主要以精神科医务人员、基层精防医生、康复后的患者和家属、电视台记者、乡村服务社社长、在校大学生、社会工作者、基层社区网格员等人员组成,2018 年底志愿者队伍共有 523 人。

招募的志愿者通过专业培训后方可正式参加志愿服务活动。管理办公室负责组织培训计划的制订与实施。培训内容主要包括国家救治救助政策、办理相关证件的流程、精神卫生相关专业知识及健康宣教等。

绿丝带的主要目标有四个:一是针对精神障碍患者贫困率高,因病致贫、因病返贫的问题严重,部分家庭无钱治病,放弃治疗的情况,解决对贫困严重精神障碍患者精准帮扶、精准扶贫问题;二是针对精神障碍患者家庭监护能力弱,尤其是有两个及以上精神障碍患者的家庭,家属没有监护能力,无能力办理手续,无法享受相关政策的问题,解决各项惠民政策实施落地的问题;三要解决精神康复能力不强,基层专业人员少,居家患者康复参与度不高及社会心理救援资源不足问题;四是解决大众心理健康知识知晓率低、心理素养不高,对精神疾病歧视等问题。

二、具体措施

按照职责,分成了四个服务分队,主要工作内容及做法如下:

1. 精准帮扶被关锁患者　绿丝带与石家庄市红十字会、石家庄电视台乡村服务社(石家庄广播电视台对农村的一档专业电视节目)联合开展绿丝带"春暖解锁"行动,通过 240 名对当地民情比较了解的乡村服务社志愿者社长及时发现被关锁的患者,主动联系医院精神科医师入户评估患者病情,联系当地相关部门,帮助长期关锁的贫困严重精神障碍患者享受住院规范治疗,并对出院的解锁患者实施个案管理、定期随访和免费服药。

2. 协助家属跑办手续,使惠民政策落地　石家庄市政府出台了贫困严重精神障碍患者的医疗救助政策,但政策中规定贫困与否需要民政部门出具相关手续予以证明,而一些弱监护家庭无能力了解相关政策或办理相关手续。绿丝带志愿者主动上门,了解患者家庭情况,对符合救助政策,但无证件,或确实无能力办理手续的家庭,及时与当地卫生及医保、残联、民政等部门联系,帮助办理所需手续,使救助政策真正落实到需要帮扶的患者身上。

3. 积极开展心理疏导志愿服务　在重大自然灾害、事故及家庭变故发生时,为遭受心理应激的重点人群进行心理干预。2017 年 7 月 19 日石家庄发生特大暴雨灾害事件,5 个县受灾严重。在"7·19"抗洪救灾中,绿丝带志愿者深入 5 个县的 15 个受灾严重的乡镇,走访 531 户受灾群众,重点干预 49 名严重受灾人员。近两年,志愿者对 45 名未成年犯罪嫌疑人开展了心理帮扶工作,对 83 户失独家庭进行专业心理抚慰。

4. 绿丝带心理课堂　市精神卫生中心与省会文明办、原市综治办、市广播电台联合开展"绿丝带·心灵课堂"系列活动,通过空中(广播)课堂、职工课堂、社区课堂、学生课堂、家长课堂和农村课堂等 6 种形式,针对不同人群特点,开展有针对性的健教宣传活动,开讲 72 期,巡回讲座 127 场,取得了良好的社会效益。社区课堂和农村课堂除了进行健教宣传外,会定期组织患者及家属进行护理宣教,重点宣传对严重精神障碍患者的救助政策。另外,志愿者利用节假日到社区开展义务劳动、义诊、咨询及心理治疗等活动,普及精神卫生健康知识,有效提高了居民心理健康水平。

三、取得成效

绿丝带志愿者团队成功解锁 64 人,协助 27 人办理各项救治救助惠民政策手续,在心理危机干预、健康科普、提高群众精神卫生健康素养等方面发挥了积极作用。近年来,各大媒体对绿丝带活动报道的社会效应也逐渐显现出来,参与到绿丝带志愿活动的患者和家属越来越多,社会对精神障碍群体越来越包容。绿丝带已成为品牌,先后获得"国家卫健委首届全国卫生健康行业青年志愿服务项目大赛银奖"、团中央等七部门颁发的"第四届中国青年志愿服务项目大赛银奖"、河北省委宣传部等十六个部门颁发的"志愿服务创新项目奖",以绿丝带为原型拍摄的《飘扬的绿丝带》获河北省影视艺术奔马奖二等奖。

附

石家庄市绿丝带志愿服务队制度

第一条 为了加强志愿者服务队的管理、规范和促进志愿者服务活动,增强志愿者服务队的纪律,实现志愿者服务工作的经常化,推动志愿服务工作的有效落实,特制定本制度。

第二条 志愿者应自觉遵守宪法、法律及支队各种规章制度,自觉维护志愿者服务队的形象。

第三条 组织制度

(一)志愿者服务队实行队长负责制,各队员密切配合、分工协作。每个小分队各设宣传报道员 1 名,服务队设组织员 1 名。

志愿服务队队长职责:对全队的日常事务做决定,对全队负责。

具体工作:1、全面统筹安排好各项活动,带领小分队组织开展每次活动;2、做好联系单位的交流;3、定期召开例会;4、做好队里成员的思想工作,调动大家的工作积极性;5、做好工作报告总结,定期向领导小组报告;6、做好队员奖惩的建议工作

志愿服务队副队长职责:全面协助队长开展工作,负责全队日常事务。

具体工作:1、协助队长做好日常事务工作;2、积极与队员沟通交流,并及时反映信息;3、负责并开展好各项活动,确保活动的意义性;4、按活动方案、计划,按时开展好活动,活动结束后做好工作总结。

志愿服务队宣传报道员职责:负责每次活动的宣传工作。

具体工作:1、做好宣传报道工作,及时向党办室提供活动信息;2、参加每次活动,组织素材,随时做好宣传;3、做好活动的摄像、拍照、录音;4、每次活动后及时整理形成工作总结。

志愿服务队组织员职责:负责服务队内部协调,服务队活动资料的整理归档工作。

具体工作:1、做好每次会议的签到,协助做好考勤工作;2、做好会议记录;3、提早通知队员开会的时间、地点,确保通知到位;4、做好资料整理归档工作。

志愿服务队队员职责:积极配合队内活动,及时、主动地向队长、副队长反映对服务队的建议、想法和打算,进一步完善服务队建设。

(二)开展志愿服务活动时,队员必须统一着制服。特殊情况下,按照活动带队队长要求着装。

(三)每次志愿服务活动结束后,宣传报道员在3日内形成活动工作总结,并报队长,由队长呈报志愿服务领导小组。

第四条　例会制度

(一)每月召开一次全体志愿者会议,必要时可临时召开。

（二）会议由队长或副队长主持,传达支队指示、决议,讨论决定志愿者服务队的重大问题;总结、布置、安排志愿者服务队的工作。

（三）严格遵守会议纪律,维持会场秩序,积极发言,认真做好会议记录。

（四）服务队全体会议遵循民主集中制原则,表决时少数服从多数,个人服从组织。

第五条　学习制度

（一）全体志愿者原则上每月集中组织学习一次,全年不少于12次。

（二）学习由志愿者服务队队长组织,传达上级部门的指示、学习志愿者的相关知识、其他单位或者部门的志愿者活动开展经验,以及提高志愿者综合素质的相关知识。

（三）支队为每名服务队队员配发专门学习记录本,用于志愿服务学习记录和撰写心得体会。

（四）志愿者之间要加强工作、生活、活动中的学习交流,从而达到共同进步、共同提高的目的。

第六条　考勤制度

（一）在参加服务队组织的志愿活动以及志愿者服务队统一组织的例会、学习、活动中,志愿者原则上不允许请假。如果必须请假者,须履行书面请假手续。特殊情况则必须告知队长并请示组长,事后补写请假条,并及时了解学习内容、会议要求或活动情况。

（二）有事请假者,必须持有假条,由组长或副组长签字认可。

（三）全体志愿者参加的活动考勤由志愿者服务队队长记录存档,并做为奖惩先进的考核项目。

第七条　活动制度

（一）服务队全体志愿者,应有组织、有纪律的开展活动,发扬"关爱他人、关爱社会、关爱自然"的活动宗旨。

（二）服务队全体志愿者应服从活动领导小组的统一调遣，自觉服从志愿者队伍的指示，确保志愿者队伍活动准时、高效、有序的完成。

（三）各位志愿者也可结合自身条件，发挥个人专长，积极主动地走向社会联系一些有保障性、有意义的活动。

第八条，本制度自发布之日起执行。

石家庄市绿丝带志愿服务队章程
（试行）

第一章　总则

第一条　本团体名称为石家庄市绿丝带志愿服务队（以下简称"志愿服务队"）。

第二条　志愿服务队是由市第八医院、石家庄电视台乡村服务社栏目组记者（还有社长）、社区医生、康复后的患者及家属和其他热心公益事业志愿者组成。

第三条　志愿服务队的宗旨是弘扬雷锋精神，为创建文明城市，促进全市人民身心健康做贡献。

第二章　服务对象和内容

第四条　志愿服务队服务对象面向需要帮助的有心理卫生需求和需要关爱的精神障碍患者及家庭，特别是针对需要帮助的特殊困难精神障碍群体。

第五条　志愿服务队的服务内容主要是社区康复、心理救援、关爱贫困精神障碍患者及家庭、院内志愿服务、参加其他社会志愿服务活动。

第三章　志愿者条件

第六条　志愿服务队成员必须身体健康，热心公益事业，具有吃苦耐劳精神；乐于奉献，能够利用业余时间参与公益活动；

第七条　志愿者誓词:我自愿加入石家庄市绿丝带志愿服务队,成为一名光荣的志愿者。我承诺:遵守志愿者服务队章程,热心公益事业,积极参加社会公益服务志愿活动,践行志愿者精神,勇于吃苦,甘于奉献,为促进全市精神卫生事业跨越发展,创建健康文明石家庄,贡献自己的力量!

第四章　志愿者的权利和义务

第八条　志愿者享有下列权利:

1、拥有绿丝带志愿者证书或标识,参加志愿服务队的各种活动和取得有关信息;

2、参加绿丝带志愿服务队的相关培训,随时向志愿服务队反映情况,提出意见和建议;

3、在履行服务中可以提出困难和问题,请求给予帮助解决;

4、获得参加志愿服务活动所必需的物质、安全保障;

5、志愿者可以申请退出志愿服务队;

6、法律、法规以及志愿者服务组织章程规定的其他权利。

第九条　志愿者履行下列义务:

1、拥护志愿服务队章程和其他管理制度;

2、自觉履行志愿服务队的职责,完成交办的工作;

3、关心志愿服务队的工作,积极参加组织开展的各项志愿服务活动及社会公益活动;

4、宣传志愿服务队宗旨,维护志愿服务队声誉,以实际行动扩大志愿者活动的社会影响。

5、发扬"奉献、友爱、互助、进步"的精神,主动关爱社会,关心他人。

第五章　志愿者监督与管理

第十条　志愿者须服从志愿服务队的统一监督管理,在不违反有关法律、法规的前提下,开展志愿服务活动。

第十一条　对出现下列情况之一的志愿者,经志愿服务队委员会批准后予以清退。

1、不服从组织管理,拒不履行志愿者义务。

2、无故不参加志愿服务队组织开展的各项活动。

3、其他违反志愿服务队章程,做出有损志愿服务队形象和声誉的行为。

第六章　组织机构和领导

第十二条　成立石家庄市绿丝带志愿服务队委员会,委员会下设办公室,办公室设在市第八医院党办室,负责志愿服务队的管理和活动的组织实施。

第十三条　志愿服务队按照服务项目设立志愿服务小分队:第一分队——院内精神障碍患者服务队,主要由市八院护士、后勤人员、治疗康复后的患者、患者家属和大学生组成,队长由护理部主任兼任,主要任务是为院内患者及家属提供就诊引导、协助办理相关手续,提供生活帮助、代购生活用品,提供音、体、美指导以及现身说法等服务。第二分队——关爱贫困精神障碍患者家庭及政策宣讲服务队,主要由市八院临床及职能科室志愿者、石家庄电视台记者和乡村服务社社长组成,队长由市八院医务科主任兼任,主要任务是宣传我市精神卫生综合管理的相关政策、协助患者及家庭帮助办理相关手续,让党的惠民政策惠及到每一个应该得到关爱的贫困精神障碍患者及家庭;第三分队——社区康复及心理救援服务队。主要由市八院心理卫生和精神卫生专家及社区卫生服务中心精防医生组成,队长由市八院心理危机干预中心主任兼任,主要任务是为精神障碍患者提供社区康复,帮助其恢复自我管理技能、生活技能、社交技能和职业技能,帮助精神障碍患者回归家庭、回归社会,以及为社会提供心理救援服务;第四分队——综合公益服务队,队长由市八院团委书记兼任,主要任务是积极参与省会文明办、市卫生计生委倡导的各项公益志愿服务活动。

第十四条 本章程自发布之日起生效。

第七节 专家点评

吴文源

（同济大学附属同济医院主任医师）

严重精神障碍患者既是特殊群体,亦是弱势群体。对此类患者的治疗目标要求是症状消失、预防复发,达到职业、家庭、社会全方位的功能恢复。遵循此目标要求,我们必须在生物 - 心理 - 社会新医学模式下展开多维度治疗,建立一个贯穿"入院 - 出院 - 社区康复 - 居家康复 - 职业培训 - 辅助就业"的多层级、一体化的社区服务机制、体制和实施内容。

本章以案例形式介绍了这些整合干预、全程康复实施过程中经验和成效。提供的案例都有一些很好的共同特点和创新,他们借鉴国内外实践经验,发挥社会力量的机制,明确指出以政府部门主导、专业机构操作、基层组织合作的工作模式,通过政府购买服务项目和公益指标形式,借助专业化精神卫生社会工作团体,经由精神专科医务人员专业指导,借助第三方的社工队伍,实现专业化、职业化和社会化的服务。

在精神障碍防治工作中,本章内容值得引以为鉴。

邓明国

（重庆市民政局慈善事业促进和社会工作处处长）

发挥社会组织作用、搭建社区精神卫生服务平台、培养和使用社会工作专业人才是精神卫生综合管理试点工作的创新经验。通过上述北京、上海、重庆、江苏、深圳等地的案例分享，综合试点工作提出的多部门协同、多主体参与、跨专业合作的格局基本形成，社会力量参与精神卫生服务的体制机制和实践路径基本明确。一是逐步完善了政府购买服务的政策制度；二是培育和扶持了一批精神卫生服务的专业社会组织；三是积极探索了社区精神卫生社会工作站(室)点建设；四是培养和使用了大量的精神卫生社会工作专业人才；五是丰富了具有中国特色的精神卫生社会工作实践经验。这些有益的探索，将有助于进一步深化社区精神卫生服务，进一步加强社会心理服务体系的建设，进一步推动基层社会治理的创新发展。

马　宁

（北京大学第六医院/国家精神卫生项目办常务副主任）

社会工作者是精神卫生服务多学科团队中的重要一员，这在西方发达国家有明确共识。而在我国，社会工作者参与精神卫生工作是近些年来才不断发展起来的，在上海、广州、北京、重庆等地已形成一定规模。但从全国层面来看，仍十分不均衡，记得有一年在我们举办的康复培训班上我请了上海市的一位社工发言谈感受，在课间，有一名来自西部的学员很忐忑地问我"社工是干什么的"。社会工作者的视角跟精神科医生、护士有很大不同，注重从社会和助人的角度出发，本身在培训过程中学习了大量的心理学课程，不论在关系建立、心理支持和慰藉及多方沟通上均具有优势。综合管理试点地区的经验也显示社会工作者在资源链接、随访管理、康复服务、心理支持、政策宣传等方面均发挥了重要的作用。建议在岗位设置、激励机制、继续培训等方式方法之外，精神卫生领域的专家要跟社会工作领域的专家共同合作，研制标准化的精神卫生社工培训课程，加强学历教育，在社会工作专业的本科和研究生阶段培养专业精神卫生社会工作者队伍,提高精神卫生社会工作的专业化、标准化和规范化。相信假以时日,我国的精神卫生社会工作服务能形成有效和长效的工作机制和模式,规范开展。

陈明强

(香港心理卫生会社区康复学院首席执行长)

弱势群体在任何社会都或多或少存在着,个人觉得精神障碍患者应是弱势群体中最不幸的一群,因为人们对精神障碍患者的非理性的畏惧和害怕,导致他们成为最不被同情、最不被接受、最不获施援的一群。然而这个局面,无论对主流社会或是精神障碍患者来说,都是不乐见的。

试点工作的一个重要使命,便是要帮助精神障碍患者真正融入社会,让他们在更有尊严、更为和谐、更具关爱的氛围下,积极地迈向康复之路。

在参与国家试点项目的这三年中,最令我有感触的是见证了精防工作从卫生系统孤军作战、从头痛医头的救助性模式、从提防肇事的监控管治的观念,踏入了结合多部门和社会组织的联动协作领域,开拓了丰富多元的康复服务模式,建立起了与患者携手同行的互信伙伴关系。看见不少试点地区从没有社会组织参与、没有社工从事社区精防工作,走到茁壮成长的今天,对我这个从事 30 多年社区精防的老社工而言,心中的欣喜实在笔墨所难喻。不过欣喜之余,我仍是不甘满足的,也希望各精防同道不会就此满足止步。试点工作只是为大家突破了冰幕、搭起了发射台,眼前还有无限的空间让大家去探索和开拓,一片"绿洲"的出现是不够的,我们还要把它做到遍地开花。在此借用重庆试点的一句话勉励各社会组织及社工同道,一起为"有事儿能想起来社工"这句话努力。

附　件

附件 1　全国精神卫生综合管理试点地区名单

省(自治区、直辖市)	试点市(区)
北京	朝阳、海淀
天津	东丽
河北	石家庄
山西	运城
内蒙古	呼伦贝尔
辽宁	沈阳
吉林	长春
黑龙江	牡丹江
上海	徐汇、长宁、虹口、杨浦、嘉定、松江
江苏	苏州
浙江	宁波、杭州
安徽	芜湖
福建	厦门
江西	九江
山东	枣庄
河南	濮阳
湖北	武汉
湖南	常德
广东	深圳
广西	北海
海南	琼海
重庆	渝中、沙坪坝

省(自治区、直辖市)	试点市(区)
四川	绵阳
贵州	六盘水
云南	玉溪、保山
陕西	西安
甘肃	天水
青海	海东
宁夏	银川
新疆	乌鲁木齐
建设兵团	八师石河子

附件2　全国精神卫生综合管理
试点工作七大工作目标

一是健全市县两级精神卫生综合管理工作机制,70%的乡镇(街道)建立精神卫生综合管理小组。

二是加强患者管理和治疗,管理率、治疗率、病情不稳定患者接受个案管理服务的比例分别达到75%、65%和90%,并处于全省领先水平,患者肇事肇祸率低于全省平均水平,无重大肇事肇祸案事件发生。

三是建立与完善精神障碍患者康复服务体系,形成医院—社区相衔接的康复服务模式,东部和中西部地区精神障碍社区康复机构在乡镇(街道)的覆盖率分别达到60%、30%,居家患者社区康复参与率逐步提高。

四是提高精神障碍患者医疗救助保障水平,做好医疗保障与各项救治救助政策的衔接,发挥整合效应,使贫困严重精神障碍患者门诊和住院医疗费用平均自付比例最终不超过10%。

五是加强精神卫生人才队伍建设,努力提高精神科执业(助理)

医师数量,市、县两级专业机构安排专职人员承担精神卫生防治管理工作,每个乡镇卫生院、社区卫生服务中心安排专兼职精防人员,至少有1名经过精神卫生专业培训的全科医师。

六是提高心理卫生服务能力,精神卫生医疗机构应当具备开展常见精神障碍诊断治疗服务能力,建立市级心理援助热线和心理危机干预队伍,加大宣传教育力度,城市、农村普通人群心理健康知识和精神障碍防治核心信息知晓率分别达到80%、70%。

七是积极支持和引导社会组织参与试点工作,每个试点地区至少要扶持1个社会组织,并吸引专业社会工作者和志愿者参与精神障碍患者社区康复服务。

附件3　全国精神卫生综合管理试点工作年度任务

年份	年度任务	具体内容
2015 年	六个"一"	1. 成立一个试点工作领导小组
		2. 制定下发一个实施方案
		3. 召开一个试点工作启动大会
		4. 开展一次试点培训
		5. 出台至少一个政策方案
		6. 启动一个重点项目或工程
2016 年	八个"必须"	1. 必须召开 1~2 次协调会议
		2. 必须强化省、市两级六部门督导
		3. 必须整合救治救助政策
		4. 必须按照要求落实监护责任
		5. 必须率先成为社区康复试点地区
		6. 必须提高报告患病率、规范管理率等
		7. 必须加强多部门、多层次培训
		8. 必须结合难点重点推进 1~2 个重点措施

续表

年份	年度任务	具体内容
2017 年	八个"落实"	1. 落实协调会议制度
		2. 落实联合督导
		3. 落实救治救助政策
		4. 落实以奖代补政策
		5. 落实康复服务措施
		6. 落实患者管理服务
		7. 落实多部门多层次培训
		8. 落实心理健康服务措施

附件 4　全国精神卫生综合管理试点工作专家组

姓名	单位	职务职称
王向群	北京大学第六医院	党委书记,主任医师
于欣	北京大学第六医院	教授
姚贵忠	北京大学第六医院	主任医师
马弘	北京大学第六医院	主任医师
马宁	北京大学第六医院 / 国家精神卫生项目办	常务副主任,副研究员
郭岩	北京大学公共卫生学院	教授
李静湖	中国医疗保险研究会	副秘书长
张毓辉	国家卫生健康委卫生发展研究中心	副主任,研究员
杨甫德	北京回龙观医院	党委书记,主任医师
吴文源	同济大学附属同济医院	教授
姜庆五	复旦大学公共卫生学院	教授

续表

姓名	单位	职务职称
谢斌	上海市精神卫生中心	党委书记,主任医师
何燕玲	上海市精神卫生中心	主任医师
李凌江	中南大学精神卫生研究所	教授
陈晋东	中南大学精神卫生研究所	教授
况伟宏	四川大学华西医院心理卫生中心	副主任,主任医师
高璐璐	浙江省卫生健康委	三级调研员
邓明国	重庆市民政局慈善事业促进和社会工作处	处长
万红	武汉市公安局网安支队	支队长
梁斌	江西省惠民医院	院长
王文强	厦门市仙岳医院	院长,主任医师
许秀峰	昆明医科大学第一附属医院	主任,主任医师
张聪沛	哈尔滨市第一专科医院	院长,主任医师
林勇强	广东省精神卫生中心	主任医师
陈明强	香港心理卫生会社区康复学院	首席执行长

附件5　全国精神卫生综合管理试点工作联络协调组

姓名	单位	职务职称
吴霞民	北京大学第六医院 / 国家精神卫生项目办	副主任
管丽丽	北京大学第六医院 / 国家精神卫生项目办	副研究员
张五芳	北京大学第六医院 / 国家精神卫生项目办	助理研究员
王勋	北京大学第六医院 / 国家精神卫生项目办	助理研究员
赵苗苗	北京大学第六医院 / 国家精神卫生项目办	助理研究员

28检